AVIS AU PEUPLE,

SUR LES ASPHYXIES

OU MORTS APPARENTES ET SUBITES,

CONTENANT

Les Moyens de les prévenir & d'y remédier.

Avec la description d'une nouvelle Boëte *fumigatoire portative.*

Publié par ordre du Gouvernement.

Par J. J. GARDANE, Docteur-Régent de la Faculté de Médecine de Paris, Médecin de Montpellier, Censeur Royal; des Sociétés Royales des Sciences de Montpellier, de Nancy, & de l'Académie de Marseille.

La Boëte & le Livre, francs de port par tout le Royaume .. 12 liv.

A PARIS,

Chez RUAULT, Libraire, rue de la Harpe.

MDCCLXXIV.

LES personnes qui desireront se procurer la *Boëte fumigatoire*, s'adresseront au Sr RUAULT, Libraire, rue de la Harpe. Le prix pour Paris & pour la Province, avec l'Instruction, est de 12 liv. rendus franc de port par tout le Royaume.

Il faut affranchir le port de l'argent & la lettre d'avis.

On trouve chez le même Libraire :

Maniere sure & facile de traiter les Maladies Vénériennes, approuvée par la Faculté de Médecine de Paris, & publiée par ordre du Gouvernement, in-12. br. franc de port, par la poste, par tout le Royaume, 18 f.

Le secret des Suttons dévoilé, ou l'Inoculation mise à la portée de tout le monde. Franc de port, id. 18 f.

Almanach de santé,   1 liv. 4 f.

Franc de port, id.   1 liv. 10 f.

Gazette de Santé, franc de port par année, 9 l. 12 f.

Il paroît régulierement une feuille tous les Jeudis.

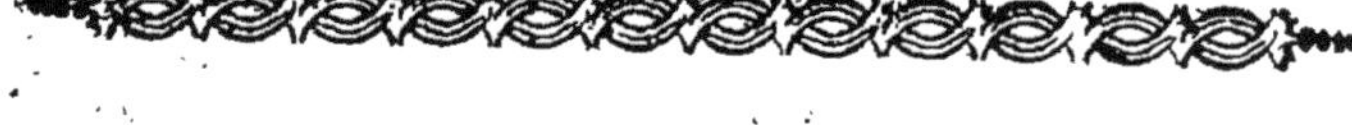

AVERTISSEMENT.

L'Etablissement utile, formé par la Ville de Paris, en faveur des Noyés, a donné lieu à cette Instruction, & à la nouvelle Boëte fumigatoire, qu'on y a décrite. Des personnes noyées dans des puits des fauxbourgs de cette Capitale, n'avoient pu être secourues assez tôt, à cause de l'éloignement de la Boëte-entrepôt très-volumineuse, & qu'on ne trouve que dans les seuls Corps-de-garde de la riviere de Seine (a). D'autres frappées d'un genre différent de mort apparente, avoient souvent péri par l'usage imprudent des moyens meurtriers

---

(a) Voyez le premier Supplément au détail des succès de l'établissement que la Ville de Paris a fait en faveur des personnes noyées. Pag. 75.

A 2

que le peuple emploie en pareil cas,
& faute de ce nouveau secours. D'ailleurs en transportant ainsi la Boëte-
entrepôt, il étoit à craindre que quelqu'accident survenu sur les bords
de la riviere, ne la rendît néceſſaire
dans le lieu même d'où on l'avoit
déplacée. Il importoit donc de prévenir cet inconvénient & ces malheurs, en faiſant connoître au Public
la nouvelle Boëte, & en en rendant
l'acquiſition & l'uſage plus faciles,
par la ſimplicité de ſon mécaniſme,
& l'extrême modicité de ſon prix.

Mais comme ce ſecours n'eſt pas le
ſeul qu'on puiſſe adminiſtrer dans les
diverſes morts apparentes, il deve-
noit également néceſſaire de l'accom-
pagner d'une Inſtruction, qui réunît
ſous un ſeul point de vue, tous les
moyens connus de rendre à la vie
ceux qui paroîtroient l'avoir perdue,
afin d'en faciliter l'adminiſtration
aux perſonnes étrangeres à l'art de

guérir, en l'abfence des Médecins &
des Chirurgiens ; & même de les rappeller à ces derniers , fouvent trou-
blés par le tumulte & l'horreur du
fpectacle. C'eft ce qu'on a tâché de
faire dans cet Ouvrage , fous les
aufpices de M. le Noir , Lieutenant-
Général de Police ; c'eft par fon ordre
que cette Inftruction a été publiée.
Ce Magiftrat a voulu encore que chaque Commiffaire de Paris fût pourvu
d'une nouvelle Boëte , afin que les
malheureux Citoyens attaqués de
mort apparente & fubite, fuffent plus
promptement fecourus.

L'hiftoire du Cuifinier de Nancy
fuffoqué par la vapeur du charbon,
& reffufcité par l'afperfion de l'eau
fraîche , avoit donné la premiere idée
de cet établiffement à Mgr. de Sartine,
Magiftrat jufte & éclairé , que fon
mérite & fes vertus ont placé depuis
au Miniftere de la Marine. Mais il
ne s'agiffoit alors que de publier cette

obſervation par la voie de la Gaʒette
de Santé, & d'en envoyer un exem-
plaire imprimé à tous MM. les Com-
miſſaires. La nouvelle Boëte fumigatoire que nous avons imaginée depuis, ayant donné à ce projet une
extenſion plus utile, a fixé les vues
patriotiques de M. le Noir, & cette
attention de ſa part pour les ſécours
populaires, prouve combien ce Ma-
giſtrat étoit digne de remplacer ſon
illuſtre prédéceſſeur. (1)

En liſant cet Ouvrage, on ne
doit pas s'attendre d'y trouver des
détails de théorie ; les ſyſtémes n'ont
malheureuſement que trop retardé les
progrès de l'art de guérir, & la plus
brillante hypothèſe n'eſt ſouvent qu'un
feu follet qui égare ceux qui l'adop-
tent. D'ailleurs notre tâche a moins
été de faire parade d'un vain ſavoir,
& de donner carriere à l'imagina-
tion, que de deſcendre pour ainſi

____

(1) Voy. Gazette de Santé, 1774. N°. 35.

dire parmi le peuple, de converser avec lui, & de nous mettre à sa portée dans l'expofition de ces fecours.

Leur rédaction ne s'eft pourtant pas faite fans choix & fans motif; des avis généraux y font fouvent répétés, parce que ce n'eft pas affez de donner en général de bons avis, il faut encore y revenir plufieurs fois, en en faifant une application particuliere, afin de les rendre familiers à tout le monde, & de les graver plus profondément dans la mémoire du Lecteur.

On ne fera pas non plus furpris de voir la faignée placée au nombre des fecours extraordinaires & peu ufités, & l'exclufion abfolue donnée à l'émétique. L'expérience a prouvé qu'il étoit rare qu'on eût befoin du premier fecours; & le dernier ne pouvant ni ne devant être adminiftré que quand la refpiration & la déglutition font revenues, eft pour le moins inutile, s'il ne devient pas dange-reux alors, comme l'a judicieuse-ment remarqué M. Portal dans un Mémoire lu à l'Académie des Scien-ces.

Quoique nous soyons entièrement de l'avis de ce Médecin sur l'usage de l'émétique, nous pensons bien différemment sur l'administration de la fumée de tabac en lavement ; M. Portal fonde ses motifs sur l'opinion de quelques Auteurs, qu'il a adop-tée dans son Mémoire ; nous nous appuyons au contraire sur les expé-riences faites en Hollande, en France, & dans plusieurs autres pays, qui toutes ont eu le plus grand succès.

De même quoiqu'un autre Savant ait prétendu qu'il ne falloit pas at-tendre les signes de putréfaction, pour regarder les Asphyxiques com-me véritablement morts ; ce sentiment étant balancé par celui de MM. Winslou & Bruhier, nous avons cru qu'entre deux partis incertains, il falloit prendre celui qui étoit sujet à moins d'inconvéniens. A la vérité, en laissant ainsi le corps des Asphyxiques se corrompre, on doit craindre d'en être infecté ; mais outre que cette infection n'est point si redoutable que celle qu'exhalent les cadavres morts de maladie, c'est que les asphyxies ne sont pas si fréquentes, & qu'on peut ne pas exposer plusieurs Asphyxiques dans le même endroit, ce qui diminue beaucoup alors la crainte & le danger de l'infection *.

---

* La Morgue de Paris est un endroit situé dans l'enceinte du grand Châtelet, où les corps morts dont la Justice se saisit, sont exposés à la vue du Public, afin qu'on puisse les reconnoître. Ce réduit étroit, humide, & presque sans air & sans jour, loin de faciliter le retour à la vie, accéléreroit plutôt la véritable mort des Asphyxiques. Il est d'ail-

A 5

Au surplus, cet Ouvrage est un engagement pris avec le Public, pour suivre désormais avec autant

---

leurs difficile d'y reconnoître les cadavres, de maniere qu'on n'en peut retirer aucun avantage ; mais il s'en exhale presque toujours une infection qui, dans ce cas, justifie d'autant plus la crainte de la contagion, que la curiosité y attire toujours beaucoup de monde, & que les curieux ne pouvant se présenter que l'un après l'autre à une petite fenêtre, sont forcés, pour mieux voir, d'appliquer leur visage contre cette ouverture, & de respirer l'air infect de cette espece de grotte. Ajoutons que cet air devient d'autant plus dangereux, qu'il est peu renouvellé par l'athmosphere extérieure, bornée, & chargée de vapeurs animales, & par la foule de personnes qui se pressent les unes contre les autres, en attendant de pouvoir satisfaire leur curiosité.

Il seroit pourtant aisé de remédier à cet inconvénient, en transportant la Morgue dans l'encoignure que fait le quai de la Féraille avec les dernieres maisons du Pont-au-Change, vis-à-vis la porte du grand Châtelet ; celles qu'on a détruites dans cet endroit, laissant une

d'attention que de zele, l'état des Asphyxiques & l'effet des moyens employés jusqu'à présent pour les secourir. Cette observation exacte nous mettra dans la suite plus à portée d'en mieux balancer les avantages & les inconvéniens, & nous ferons part au Public chaque année, par ordre de la Police, du résultat de nos recherches, lorsqu'elles présenteront quelque chose d'intéressant ,

---

espece de plate-forme triangulaire, entièrement séparée de la largeur du Quai ; il ne s'agiroit que de couvrir cet espace, d'un toît soutenu d'un côté par un pilier, & de l'autre appuyé sur le mur des maisons, & de l'entourer d'une grille ; la sentinelle qui veille à la grande porte du Châtelet garderoit également ce dépôt qu'elle auroit en face ; les passans auroient la facilité de voir sans s'arrêter ; ce lieu ouvert de toutes parts, ne feroit plus chargé d'exhalaisons putrides ; & si l'on y déposoit le corps d'un Asphyxique, sa mort véritable n'en feroit point accélérée.

comme l'a fait jusqu'à présent, *par ordre de la Ville, le généreux Citoyen qui dirige l'Etablissement formé en faveur des noyés sur les rives de la Seine.*

Quoiqu'on ne doive trouver dans cette Instruction que de simples avis, dépouillés du raisonnement qui les rend souvent moins intelligibles, nous avons cru cependant quelquefois devoir joindre l'exemple au précepte; afin de rendre les hommes plus circonspects, en mettant sous leurs yeux l'effrayant tableau des malheurs qui sont presque toujours la suite de leur imprudence.

Comme il s'agissoit moins de multiplier des exemples, que d'en choisir quelques-uns des plus frappans, sur-tout parmi ceux qui sont les plus récens, on ne sera pas surpris de voir que nous citions presque toujours la Gazette de Santé dans laquelle ces exemples se trouvent pres-

que tous dépofés. Cette citation répétée prouvera encore à nos Lecteurs, que depuis l'établiffement de
cette Feuille, nous n'avons ceffé de
nous occuper des morts apparentes
& fubites, & que tout ce qu'on
trouve ici par ordre & dans un plus
grand détail, a été indiqué dans
cette même Feuille : deforte que nos
vues & nos moyens fur cet objet
important, ayant déja vu le jour
par morceaux, nous ne pouvons
être accufés tout au plus que de
nous répéter nous-mêmes, fans
avoir emprunté les recherches d'autrui, pas même celles du Mémoire
déja cité ; après la lecture duquel
on ne peut refufer de juftes éloges
au zele de l'Auteur, mais où l'on
trouve beaucoup de théorie & peu
de pratique, ce qui met cette pro-
duction au-deffus de la portée du
Peuple. D'ailleurs il ne s'agit dans
ce Mémoire, que de la fuffocation

causée par la vapeur du charbon ; notre Ouvrage au contraire traitant de toutes les especes d'asphyxie , & fournissant un nouveau moyen d'introduire la fumée du tabac dans le corps des noyés , devient nécessaire dans tous les cas , principalement aux Gens de mer , par le double avantage de pouvoir fumer avec la nouvelle machine , & l'employer au besoin contre cette derniere asphyxie.

AVIS
AU PEUPLE,
SUR LES ASPHYXIES
OU MORTS APPARENTES ET SUBITES.

§. I.

Précautions générales à prendre en administrant les secours contre les morts apparentes & subites.

I. LA vie de ceux qui paroissent tout d'un coup morts sans maladie préexistante, & dont le corps ne donne aucun signe de putréfaction, n'est souvent que suspendue. Cet état désigné sous le nom d'*asphyxie*, dépend de plusieurs causes contre lesquelles on a imaginé différens secours, dont l'administration exige certaines précautions, autant pour ceux à qui elle est confiée, que pour ceux auxquels ils sont administrés.

II. Toutes les fois que quelqu'un tombe d'asphyxie dans un endroit renfermé, on ne doit s'y transporter, qu'après que l'air en a été renouvellé. Mais comme il se passe toujours un tems plus ou moins long, avant que ce renouvellement soit suffisant pour qu'il n'y ait plus rien à craindre, & que dans cet intervalle, l'état d'asphyxie peut se changer en état de mort véritable ; il est plus prudent de les retirer au plus vîte de cet endroit, au moyen de fourches ou de crochets attachés à de longs bâtons ; en observant cependant, autant que faire se peut, de n'accrocher que les habits de la personne *asphyxique*, de peur de lui faire quelque contusion ou blessure qui, le mettant dans l'impossibilité de revenir à la vie, accélére plutôt sa véritable mort,

En même tems on enfonce les portes
& les fenêtres du lieu enfermé, & l'on
brûle aux environs du génievre, du thym,
du romarin , du papier , du foin même
& de la paille : en un mot on emploie
tous les moyens poffibles pour corriger
l'athmofphere fuffocante , & placer au
plutôt la perfonne qu'elle a furprife ,
dans un air plus libre & plus pur.

III. On ne doit pas agir avec moins de
précautions en fecourant ceux qui font
frappés de mort fubite en plein air.
Quoique les mofettes (*) foient rares
en France , ce genre de mort peut quelquefois en dépendre; on en a des exemples (¶), & ceux qui dans ce moment
approcheroient de trop près de la perfonne fuffoquée, s'expoferoient au mê-

----

(*) Mofette ou moufette , exhalaifon per-
nicieufe qui s'éleve dans les fouterrains des
mines, & à fleur de terre dans certains endroits , principalement dans les climats chauds.

(¶) Voy. la Gazette de Santé , 1773 , N.° 3.

me danger. Dans cet autre cas, il faut encore recourir aux fourches & aux crochets ; à leur défaut, on place un animal à côté de l'*Asphyxique* pour s'af-furer de la nature du fol par la conti-nuation de la vie ou par la mort de ce même animal. Enfin fi ces deux moyens manquoient abfolument, il faudroit avant de fe dévouer au fecours du fuf-foqué, faire paffer une double corde def-fous fes aiffelles, & ne pas s'y expofer fans avoir quelqu'un derriere foi, qui tînt cette corde par l'autre bout; afin que fi l'on étoit malheureufement furpris par la va-peur mofétique, on pût en être aifément retiré. Nous reviendrons à cet objet dans le cours de cet Ouvrage, & nous prou-verons par plus d'un exemple combien ces précautions font indifpenfables.

IV. Le D[r]. Torregiani Tozzeti rap-porte dans fes Voyages d'Italie, l'hiftoire d'un berger qui menant paître fes trou-peaux, les conduifit fur une mofette ; les moutons qui fe trouverent au centre

de l'athmofphere fuffocante, périrent
fans retour ; le berger lui-même tomba
étourdi : mais l'afphyxie ne fut pas
complette, parce qu'il étoit en partie
hors de la mofette ; il lui refta encore
affez de force & de connoiffance pour
fe traîner à quelques pas de l'endroit
fatal ; & il revint de fon étourdiffement
auffi-tôt qu'il put refpirer un autre air.

V. On lit dans l'Hiftoire de l'Académie
des Sciences, ann. 1701, une obfervation que nous avons choifie parmi plufieurs autres, non moins frappantes, à
caufe de quelques particularités effentiel-
les qu'elle renferme, & dont nous nous
fervirons dans la fuite de cet Ouvrage.

» Il y avoit dans la Ville de Rennes,
proche la Porte de Morlaix, un puits fait
depuis trois ou quatre ans, dans lequel
un maçon qui travailloit auprès, laiffa
tomber fon marteau. Un homme de
journée qui voulut le repêcher, y étant
defcendu, fut étouffé en approchant de
l'eau. Un fecond qui alla pour tirer le

corps mort, eut la même deſtinée, &
pareillement un troiſieme. Enfin on y
en deſcendit un quatrieme à demi ivre,
à qui on avoit bien recommandé de
crier, dès qu'il ſentiroit quelque choſe
qui l'incommoderoit. Il cria en effet dès
qu'il fut auprès de l'eau, & on l'en retira promptement. On y deſcendit un
chien, qui cria au même endroit, &
mourut après avoir été retiré. Quand on
jettoit de l'eau ſur ce chien mourant, il
revenoit comme ceux qui ont été expoſés
à la vapeur de la fameuſe Grotte du chien
près de Naples. On retira les trois cadavres
avec des crocs, &c. » Les mêmes accidens, cauſés par imprudence, ſont arri-
vés pluſieurs fois dans des caves, des mines de charbon, des foſſes, des cuves, &
ce n'eſt qu'après que pluſieurs y ont péri,
qu'on s'eſt aviſé de recourir aux précautions que nous venons de preſcrire.

VI. A l'égard des Aſphyxiques, après
qu'on les a placés dans un air libre &
pur, il faut les déshabiller, leur frotter
le nez, les yeux & les tempes avec du

fort vinaigre, de l'eau, du vin, ou la premiere liqueur fpiritueufe qui tombe fous
la main, & rompre en même tems tous
les liens qui pourroient les gêner. Auffi
doit-on tout de fuite, fuivant le fexe,
défaire leur col ou leur collier ; les dé-
laffer ou les déboutonner ; couper le cordon des jupes, ou la jarretiere de la
culotte ; les jarretieres, les braffelets ;
les boucles des fouliers ; éloigner en un
mot tout ce qui pourroit gêner, ralen-
tir ou intercepter le cours de la circulation.

VII. L'ufage de fufpendre les fuffoqués
d'aucune maniere que ce foit, & fur tout
par les pieds, eft barbare & meurtrier.
Il eft également dangereux de les rouler
dans des tonneaux ou fur des tonneaux,
ou bien de les trop agiter, & de les
tenir couchés fur le dos & la tête baffe.
Sept Demoifelles, âgées chacune de
vingt à vingt-cinq ans, firent, dans un
port de mer, la partie d'aller pêcher des
urfins. Le bâteau fur lequel elles étoient

embarquées, chavira ; toutes les sept furent submergées. On fatigua leurs corps pendant long-tems par cette pratique meurtriere ; mais loin de les rappeller à la vie, leur mort n'en devint que plus certaine. Quatre mois après, un jeune homme étant tombé dans la mer, fut retiré de l'eau au bout d'une heure. Sa mere en pleurs, ne voulut point que le corps de son fils fût ainsi tourmenté ; elle le plaça dans un lit, le réchauffa bien, & eut la satisfaction de le rappeller à la vie. Nous avons été témoin de ces faits.

VIII. Il convient donc de ne coucher les Asphyxiques que sur le côté, la tête un peu relevée, & de les agiter doucement, sans même les soulever par les bras, comme on a coutume de faire : sur-tout on ne doit leur verser aucun liquide dans la bouche avant que la respiration & la déglutition soient rétablies ; encore dans ce cas faut-il ne le leur faire avaler, que par petites portions & pour ainsi dire goutte à goutte.

IX. Quoiqu'il faille tenir tantôt chaudement, tantôt froidement les Aſphyxiques, ſuivant la cauſe de leur aſphyxie, comme on le verra bientôt, on doit pourtant, lorſque tous les ſecours ſont épuiſés, placer toujours leurs corps dans un lieu ſec, dont l'air ſoit pur; afin que ſi leur mort n'étoit pas certaine, malgré le peu d'effet de ces tentatives, ce qui n'eſt pas ſans exemple, l'obſcurité, l'infection & l'humidité du lieu où l'on a coutume de les expoſer, ne fût pas un obſtacle à leur retour à la vie. D'ailleurs il importe de ne jamais enſevelir ni enterrer ces cadavres ſans que leur état de mort véritable n'ait été annoncé par des ſignes de putréfaction, & dûment conſtaté par les perſonnes de l'Art.

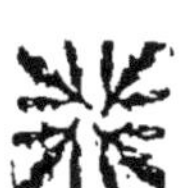

§. II.

Distinction des Asphyxies ou morts apparentes & subites par leurs causes.

L'Etat des sujets dans les différentes asphyxies est presque toujours le même par-tout. Dans tous les cas, la respiration suspendue par le défaut de l'air libre & pur, qu'on sait être absolument nécessaire à cette premiere fonction de la vie, tient tous les muscles dans une contraction spasmodique ; les mouvemens du corps sont interrompus ; les vaisseaux sanguins du cerveau qui ne peuvent plus se décharger dans ceux de la poitrine, mettent la premiere capacité dans un état violent d'engorgement & d'oppletion ; les glandes salivaires expriment une bave qui sort par la bouche & par le nez ; & si l'on ne connoissoit pas la cause premiere de l'asphyxie, il seroit plus d'une fois difficile de la distinguer,

à l'aspect

à l'aspect de celui qui en est frappé. C'est donc dans la diversité des causes de cet état intermédiaire entre la vie & la mort, qu'il faut chercher la différence de ces asphyxies, & des moyens d'y remédier.

On peut réduire toutes les causes d'asphyxie à huit principales.

1°. L'immersion dans l'eau, ou dans quelqu'autre fluide.

2°. Le froid excessif de l'athmosphere; l'humidité froide des caves; la fraîcheur des murs nouvellement blanchis ou bâtis.

3°. Les mofettes; les vapeurs du charbon de bois, de la braise, du charbon de terre; celles des autres minéraux & de tous les corps en fermentation; la fumée & la flamme de toutes les matieres combustibles; l'air des étuves, des rafineries, des verreries, des greniers souterrains long-tems fermés, & d'autres lieux très-échauffés; l'éclair du tonnerre, les coups de soleil, la chaleur excessive de

l'athmofphere ; les odeurs fortes , péné-
trantes , affoupiffantes.

4°. Le *plomb* , ou l'exhalaifon des
foffes ; l'infection des lieux bas & humides , chauds ou froids ; celle des tombeaux , des voiries , des prifons , des
hôpitaux , & de tous les lieux contenant plufieurs perfonnes enfermées ; les
corpufcules contagieux , tels que ceux de
la pefte & de la petite vérole.

5°. L'excès de joie , de trifteffe &
de colere ; les affections vaporeufes ,
la fyncope.

6°. L'étranglement caufé par la compreffion violente de la gorge , foit par
caufe interne , foit par caufe externe ; les
vives douleurs , fur-tout celles d'un accouchement laborieux.

7°. Les chûtes violentes , la commotion du cerveau , l'apoplexie.

8°. Le ferrement produit par le cordon ombilical dans les nouveaux nés ;
la compreffion de leur corps dans les
accouchemens difficiles ; les convulfions,
la dentition & les cris de l'enfance.

§. III.

*Afphyxie ou mort apparente des per-
fonnes noyées dans l'eau, ou dans
quelqu'autre liquide.*

QUand on lit les liftes des noyés que
la Ville de Paris fait publier depuis quelques années, & qu'on réfléchit fur la
quantité de perfonnes qui courent ce
danger tous les ans, on eft étonné
de voir le peu de précaution qu'on
prend pour s'en garantir. En effet, il
ne s'agit pas feulement de rendre les
noyés à la vie, il feroit bon encore d'i-
maginer des moyens d'empêcher les
hommes de la perdre de cette maniere.
Le feul qu'on puiffe propofer, feroit fans
doute d'établir des Ecoles de *natation* *;

---

* Voyez la Gazette de Santé, ann. 1774.

cette inftitution coûteroit peu au Gouvernement, & les hommes ainfi inf-
truits dès leur enfance, fauroient au
moins gagner le rivage quand ils ont
le malheur de tomber dans l'eau.

Lorfqu'on a retiré de l'eau le noyé,
il faut le tranfporter auffi-tôt dans l'endroit le plus fec poffible, l'y déshabiller, le frotter avec de la flanelle, du
linge, des couvertures, ou le premier
vêtement fec qu'on a fous la main; ou
enfin avec de la bourre, de la laine,
même de la paille & du foin, à peu
près comme quand on veut bouchonner
un cheval.

On doit, quand cela fe peut, tremper les flanelles & les linges dans l'eau-
de-vie fimple ou camphrée : ces moyens
font plus énergiques quand on peut les
employer devant un feu modéré. On
parvient également à rechauffer le noyé,
en le dépouillant de fes propres hardes,
pour l'en revêtir auffi-tôt qu'il eft ef-

suyé. Enfin on peut suppléer à tous les moyens, par de fortes brosses, même celles d'écurie, avec lesquelles on frotte rudement la peau.

Si l'on étoit au voisinage d'une étable ou d'une écurie, on y transporteroit promptement le noyé, & l'on couvriroit son corps de fumier chaud. On peut encore l'enfoncer dans la rafle de raisins, qu'on entasse en tems de vendange. Dans les pays méridionaux, il seroit possible de redonner de la chaleur au corps du noyé, en le recouvrant de sable brûlant. Les climats du Nord offrent une autre ressource dans la glace pilée & dans la neige, avec laquelle on peut frotter le corps pour le réchauffer, à peu près comme on réchauffe ses mains en hiver, en les frottant de cette maniere.

Après ces premiers secours, on couche le noyé sur un de ses côtés, ayant soin d'en tenir la tête un peu élevée ; & on lui souffle de l'air dans le nez avec le tuyau **A**, *fig.* 1, ou bien le canon d'une grosse plume, le tuyau d'une pipe, une gaîne à couteau, dont on a coupé la pointe, un bâton de sureau sans moëlle, un chalumeau, un roseau, en un mot le premier conduit assez solide pour pouvoir être introduit dans l'une des narines du noyé : en même tems on a soin de presser l'autre avec le doigt, afin que l'air soufflé ne revienne pas. Si les narines étoient bouchées par l'écume, & que l'air eût peine à s'introduire, on les en débarrasseroit auparavant, ou bien on souffleroit l'air par la bouche. Un moyen plus prompt & plus sûr, seroit de souffler directement avec la bouche dans celle du noyé, en colant ses lévres sur les siennes ; mais il faut beaucoup de zéle & de courage pour surmonter la répugnance qu'inspire une aussi dégoûtante opération.

L'administration de ces premiers moyens donne le tems de monter la pipe & de l'allumer. Aussi-tôt qu'elle

eft allumée (*), on introduit la canulle
B dans le fondement du noyé ; puis
on y adapte le bout C du tuyau fléxi-
ble D , & l'on commence à fouffler dans
la pipe par le fecond tuyau E , placé à
l'autre extrémité de cette même pipe.
On continue de fouffler de cette maniere
jufqu'à ce que le tabac foit entiérement
brûlé, pour en remettre du nouveau tout
de fuite , & l'on ne ceffe d'introduire
la fumée dans les boyaux du noyé , que
jufqu'au moment où il donne des fignes
de vie , certains & permanens.

Quoique la pipe dont il s'agit foit
portative & peu coûteufe , cependant
comme il fe paffera quelque tems avant
qu'elle arrive dans les mains de tout le
monde , on peut à fon défaut fe fervir
de deux pipes ordinaires dont on appliquera les fourneaux l'un fur l'autre, chacun des deux , par leur grande ouvertu-

---

(*) Voyez la Figure & l'explication placées
à la fin de cet Ouvrage.

re , ayant foin d'introduire l'un des
tuyaux dans le fondement du noyé, &
de tenir l'autre dans la bouche pour faire
brûler le tabac & pouffer la fumée.

Dans tout ce tems, on agite de dif-
tante à autre, doucement & en divers
fens, le corps du noyé, fans jamais le
laiffer repofer fur le dos, & tenant toujours fa tête élevée ; on lui frappe dans
les mains, on frappe auffi fur la plante
de fes pieds avec des baguettes ; on lui
chatouille le dedans du nez & de la gorge avec la barbe d'une plume, ou avec
un morceau de papier roulé , & s'il fe
peut trempé dans une liqueur pénétran-
te , telle que celle du flacon F; ou bien
on lui fouffle du tabac en poudre dans
les narines, ou enfin on y en introduit la
fumée.

Au moment où le noyé donne des
fignes de vie, & que la refpiration &
la déglutition commencent à fe rétablir,
on lui donne peu à peu, quelques gouttes d'eau de-vie camphrée impregnée

de fel volatil ammoniac, renfermée dans
le même flacon F, ou du fel volatil
ammoniac tout pur, d'eau de Luce,
d'eau des Carmes, enfin de la premiere
eau fpiritueufe que l'on peut avoir ;
ayant foin de les délayer dans une cuillerée a caffé d'eau commune. Si ce liquide paffe, on lui fait avaler une cuillerée à caffé de l'une de ces eaux fpiritueufes toute pure, & l'on continue la
même potion d'heure en heure à la
même dofe.

Il n'a point été queftion dans ce pro-
cédé de placer les noyés dans un lit
chaud, & parfumé avec la fumée du
fucre, parce qu'on a fuppofé qu'ils étoient
éloignés de ce fecours ; mais comme on
a le tems de fe pourvoir dans l'adminif-
tration des précédens, il faut le plutôt
poffible tranfporter le corps des noyés
dans le lit le plus voifin, afin qu'à leur
retour à la vie, ils puiffent s'y repofer de
la fatigue qu'ils ont effuyée tant dans la
fubmerfion, que dans les épreuves qu'ils
ont fubi pour en revenir.   B 5

Tous ces secours doivent être administrés indistinctement à toutes les personnes noyées, sans que le tems qu'elles ont demeuré sous les eaux, la cou-
leur pourpre & livide du visage, l'éléva-
tion de la poitrine, & plusieurs autres
signes semblables doivent en faire dé-
sespérer. L'expérience a démontré que
dans ces cas où l'on n'a plus rien à
attendre en apparence, trois ou quatre
heures & même plus encore de tentatives opiniâtres & sans relâche, avoient
enfin été couronnées du succès.

Ces secours ne sont pas les seuls qu'on
puisse donner aux noyés; il en est encore
tels que le lit de cendre, le bain chaud,
la saignée, l'émétique, les serviettes
chaudes appliquées sous les aisselles, les
briques rouges & le fer chaud sur la
plante des pieds, &c. Mais quoiqu'on ait
quelquefois eu lieu d'éprouver leur effi-
cacité, tant de noyés sont revenus à la
vie sans y avoir recours, qu'on peut

presque les regarder superflus dans bien
des cas, comme ils sont inutiles & dangereux dans bien d'autres. Cependant
si l'on se décide pour la saignée, comme
c'est sur-tout à la veine du cou, dite jugulaire, qu'on la pratique, il faut bien
se garder de faire aucune ligature. L'ouverture faite avec la lancette doit être
maintenue par deux ou trois morceaux
de taffetas d'Angleterre, appliqués l'un
sur l'autre en maniere de compresse gra-
duée, afin qu'après l'application du premier morceau, le bord des suivans
soit collé successivement sur la peau, &
que le dernier déborde les autres & puisse
les maintenir.

Quand on a ouvert la veine, il n'en
faut pas abandonner l'ouverture, & laisser
couler le sang sans y faire attention; quoique ce fluide ne paroisse pas sortir en abon-
dance, il s'en perd pourtant goutte à gouttes, assez pour affoiblir le noyé, au point
d'accélérer sa mort par la foiblesse qui
en est la suite ; cette crainte est fondée

fur l'expérience. Il convient toujours d'apprécier la quantité du fang qui fort de la veine, & de n'en tirer au plus que deux palettes, quitte pour y revenir fi l'indication s'en préfentoit.

On a coutume de donner l'émétique à la dofe de deux ou trois grains, dans une cuillerée d'eau commune, animée avec quelques gouttes d'eau fpiritueufe. Cependant comme cela ne peut fe faire que quand le malade eft en état d'avaler, c'eft-à-dire lorfque la déglutition & la refpiration font rétablies, ce fecours nous paroît parfaitement inutile ; il deviendroit même dangereux.

Le lit de cendres n'eft certainement pas à négliger quand on peut fe le procurer ; mais il eft impraticable parmi le peuple, fur-tout dans les champs & le long de la mer & des rivieres. On le prépare en étendant d'abord fur un lit de fangles, fur les matelats d'un lit ordinaire, ou tout uniment fur des planches, nattes, ftores, paillaffons, &c. quatre ou cinq pouces

de cendres neuves s'il se peut, & en y plaçant ensuite le noyé sur l'un de ses côtés,
& le recouvrant totalement d'autres cendres, même la tête, à l'exception du
visage. On fait préalablement chauffer
les cendres dans une chaudiere, ou bien
par terre, en brûlant du bois par dessus,
& on les entretient chaudes en plaçant
dessous le lit deux réchauds, remplis
d'un feu doux, & appliquant dessus la
cendre qui recouvre le corps, des briques
ou des fers chauds, avec la précaution de
les changer souvent de place.

On s'est aussi quelquefois bien trouvé
d'envelopper le corps des noyés, de la
peau de mouton ou d'autres quadrupe-
des nouvellement écorchés.

On conseille encore les bains chauds,
les frictions avec le sel de cuisine, faites principalement sur les aînes, en
descendant vers la partie interne de la
cuisse le long des arteres crurales; l'application d'un pain cuit avec l'eau-de-
vie, ou d'une rôtie au vin & au sucre,

au-deſſous de la mamelle & ſur le creux de l'eſtomac ; les piquures d'épingles, d'orties, l'huile bouillante diſtillée goutte à goutte ſur la peau, les lavemens âcres, principalement ceux qu'on prépare avec la décoction de tabac & le ſel de cuiſine, les ligatures autour du ventre avec des mouchoirs ou des ſerviettes ; le tiraillement des poils & des cheveux ; les véſicatoires. Mais ces autres ſecours ne doivent être employés qu'après avoir inutilement eſſayé des premiers, qui ſont de tous les plus ſimples & les plus efficaces.

Un dernier moyen, c'eſt la bronchotomie ou l'ouverture de la trachée artere, pour introduire plus promptement l'air dans la poitrine. Ce moyen n'eſt pas neuf, & s'il eſt utile, autant qu'on le dit, comme il ne peut être adminiſtré que par les gens de l'Art, & qu'il ne devient néceſſaire que dans certaines circonſtances, on doit le placer à côté de l'émétique & de la ſaignée, qui ne doivent avoir lieu, que quand un Médecin ou un Chirur-

gien appellés, en ont reconnu la né-
ceſſité.

Le traitement des perſonnes noyées
dans d'autres fluides tels que l'huile, le
vin & les autres liqueurs fermentées, eſt
différent de celui qu'on vient de preſcrire. Il eſt difficile qu'on revienne de
l'Aſphyxie provenant de ces deux cauſes; l'immerſion dans l'huile eſt ſurtout
mortelle; cela n'arrive guere que dans les
fabriques de ſavon; & quand un homme
eſt malheureuſement tombé dans la
chaudiere pleine d'huile bouillante, avec
laquelle eſt mêlée la potaſſe; on ſent
bien qu'il eſt preſque conſumé lorſ-
qu'on l'en retire. Au ſurplus on peut
tenter pour ces deux dernieres aſphy-
xies les ſecours indiqués au §. V.

§. IV.

Asphyxie ou mort apparente causée par le grand froid.

LE premier effet du froid, est d'étourdir la tête, & d'engourdir les sens; la stupeur qui s'ensuit amène par degrés l'asphyxie, à laquelle les voyageurs & les soldats sont particuliérement sujets. Les personnes qui voyagent dans des voitures sans feu, courent le plus grand risque de mourir de cette maniere; parce qu'elles sont forcées d'y garder le repos. Ceux qui se trouvent forcément exposés au froid, doivent donc rester le moins qu'il est possible dans l'inaction, & vaincre le penchant qui semble alors les maîtriser.

Le froid, dit un Physicien, lorsqu'il est à un certain degré, procure un sommeil, dont on court risque de ne pas se réveiller. C'est un avis de la derniere

importance pour ceux qui ont à voya-
ger dans de grands hivers, comme
ceux de 1709 & de 1740. Il peut
leur arriver de fentir un affoupiffement très - agréable & très - fort. Mais
qu'ils prennent bien garde de ne pas s'y
livrer ; bien loin de-là, qu'ils fe levent
auffi-tôt, mettent pied à terre, mar-
chent, courent, & faffent tous les mouvemens qui peuvent entretenir l'agita-
tion du fang : c'eft l'unique reffource
contre une mort douce, mais inévita-
ble...... Quiconque effaieroit de dor-
mir ici (à Berlin) en plein air, entre 6
& 10 degrés au-deffus de 0, en feroit
infailliblement la victime (1).

Ce n'eft pas fans précaution qu'il faut
aller au fecours des perfonnes faifies par
le froid & mortes en apparence de cette
maniere, quand leurs corps fe trouvent
dans un lieu profond. On ne doit jamais
y entrer en fueur, ou au fortir d'un lieu

____

(1) Effai fur le fommeil, Mém. de l'Acad. de
Berlin, pag. 86. ann. 1746.

chaud ; à moins qu'on n'y arrive par gradation, afin de n'être pas faiſi tout d'un coup par le froid. Le parti le plus ſage eſt celui d'employer les crocs pour les retirer de ces endroits.

Quoiqu'il ſemble naturel de réchauffer promptement ceux qui paroiſſent être morts du froid, l'expérience a prouvé qu'il falloit au contraire ne jamais approcher du feu leur cadavre, ſans les avoir préalablement frottés avec de la neige, de la glace pilée, des linges trempés dans l'eau froide, ou plongé dans l'eau même. On l'approche enſuite du feu par gradation, ayant ſoin de les frotter alors avec des linges chauds, de les étuver avec de l'eau tiéde ou les y baigner, & enfin de faire ſi l'on peut des fomentations aromatiques, auxquelles il convient d'ajouter de l'eau-de-vie camphrée.

A tous ces moyens il faut joindre ceux que nous avons donné dans le §. III. pour les noyés, & ne pas ſe laſſer de les continuer, juſqu'à ce que l'Aſphyxique donne des signes de vie, ou que plusieurs heutes de travail opiniâtre & sans fruit, ne permettent plus de douter de l'inutilité de ces secours.

La précaution qu'on a dans le Nord de frotter avec de la neige , ceux qui paroissent morts du froid, ainsi que les parties gangrenées par cette cause ; nous rappelle l'histoire d'un jeune homme noyé dans la mer du Jutland. La fausse peur d'être puni , s'étant emparée de celui qui vint à son secours, il fut laissé mort en apparence sur le rivage , la moitié du corps encore dans l'eau , & l'autre moitié sur la neige ; on fut avertir les Officiers de Justice, très-éloignés de cet endroit, & dans le tems qui s'écoula , le noyé revint à la vie , & disparut. Ne seroit-il pas possible de tenter toujours le même moyen ? assurément il est bien facile. Nous l'avons proposé (*) dans un cas extrême ; & nous en essaierons l'hiver prochain sur des animaux.

____

(*) Voy. la Gazette de Santé, 1774 , N°. 18.

§. V.

Asphyxie ou mort apparente des perfon-
nes fuffoquées par les mofettes ; la
vapeur du charbon de bois & de la
braife, celle de la tourbe , du charbon
de terre & des autres minéraux dans
leurs mines ; celle de tous les liquides
en fermentation ; par la fumée & la
flamme de quelque matiere combuftible
que ce foit ; l'air des greniers long-
tems renfermés , des rafineries , des
verreries , & d'autres lieux très-échauf-
fés ; l'éclair du tonnerre , les coups-
de-foleil, la chaleur exceffive de l'ath-
mofphere ; les odeurs fortes , péné-
trantes , affoupiffantes , &c.

Trop de fois les hommes ont bravé
les émanations affoupiffantes, pour ne pas
les prévenir fans ceffe du danger qu'ils
courent en s'y expofant. La lecture des
exemples que nous allons citer , les ren-

dra peut-être plus circonspects. Merk-
lin rapporte dans son Voyage des Indes
Orientales , que trois matelots furent
suffoqués dans un vaisseau Hollandois
par l'odeur des aromates , & qu'un
quatrieme eut grand peine à en échap-
per; aussi les Apothicaires de Hollande
ont-ils grand soin de ne jamais ouvrir à
la fois plusieurs des grosses balles de fortes drogues , comme le camphre , le saf-
fran , &c. qu'ils reçoivent d'Asie : ayant
appris par l'expérience , que sans cette
précaution , eux & leurs garçons étoient
saisis d'un sommeil qu'il avoient peine
à vaincre.

Une femme du Village de la Bonne-
Vallée , près Vintimille , revenant de la
forêt avec quatre de ses compagnes , dont
deux la devançoient & deux étoient derriere elle , fit un grand cri & tomba le
visage contre terre , sans que les plus pro-
ches d'elle , eussent pu remarquer autre
chose qu'un peu de poussiere autour de
son corps & le mouvement de quelques

pierres. Cette femme mourut subitement ; ſes habits & ſes ſouliers ſe trouverent déchirés par bandes & jettés à cinq ou ſix pieds autour de ſon corps.

Il y a dans les environs de Montpellier un puits du fond duquel s'élève une moſette qui ſuffoque les animaux qu'on y précipite. MM. Darquier & Menſault, de l'Académie de Toulouſe, ont décrit en 1747 une autre moſette, dans un puits voiſin du canal de cette Ville, & dont les funeſtes effets furent malheureuſement conſtatés par la mort de pluſieurs perſonnes qui eurent l'imprudence d'y deſcendre (*).

Un boulanger de Chartres avoit mis dans ſa cave ſept ou huit poinçons de braiſe de ſon four ; l'un de ſes fils y

____

(*) M. Malouin, de l'Académie des Sciences de Paris, nous apprend dans les Mémoires de cette même Académie, l'exiſtence d'une moſette à Paris, au Mont-Parnaſſe, avant que ce terrein eût été relevé par les plâtras qu'on y a tranſportés depuis. Voy. la Gazette de Santé, 1774, N°. 34.

étant defcendu pour y porter de nouvelle braife , pouffa un cri & tomba
fuffoqué ; l'autre allant au fecours de fon
frere , cria de même & ceffa de crier.
Sa mere defcendit après lui , & après
elle une fervante , & ce fut toujours la
même chofe. Les voifins s'étant amaffés,
l'un deux defcendit pour fecourir ces quatre perfonnes , & n'en put remonter ; le
lendemain on defcendit un homme pour
accrocher ces cadavres , mais la corde
caffa, & ce malheureux fut la victime de
fon zele. Alors on jetta une grande
quantité d'eau dans la cave, & au bout
de quelques jours , on y defcendit un
chien lié fur une planche, avec une chandelle allumée , le chien ne mourut point,
la chandelle ne fut point éteinte ; on defcendit alors dans la cave fans courir aucun danger (1).

Le 9 du mois d'Octobre de l'année
1740, un Marchand de vin de Joigny
en Bourgogne remplit plufieurs caves

____

(1) Hift. de l'Acad. 1701 , pag. 18.

de vin nouveau, & comme la force du vin défonçoit les tonneaux, il envoya deux hommes visiter la cave. Le tonnellier qui entra le premier fut d'abord suffoqué par la fumée du vin ; le Marchand allant au secours avec quatre autres personnes, fut également suffoqué avec elles ; on fut obligé de crever la voûte des caves, & d'aggrandir les soupiraux, la vapeur du vin éteignoit quatre flambeaux allumés, liés ensemble ; on ne put sauver que deux hommes des six que la vapeur avoit étouffés (1).

Mais sans rappeller ici tous ces exemples, beaucoup trop communs, le fils & le garçon d'un Marchand Epicier de la rue des Lombards dans Paris, n'ont-ils pas été suffoqués l'année derniere par des émanations moféfiques ? Presqu'en même tems, la vapeur du charbon avoit fait périr le domestique d'un Procureur, qui échauffoit un bain avec le cylindre ; &

____

(1) Journal hist. pag. 418.

tout

tout récemment on a vu le sieur Lemaire & sa femme, Marchands de Modes, mourir subitement de la même cause (*).

On ne sauroit donc trop se précautionner contre ces vapeurs, sur-tout contre celle du charbon. L'usage d'un ventilateur devient indispensable quand on en brûle dans les appartemens ; il est encore prudent de tenir une fenêtre ouverte ; & ceux qui se servent du cilindre pour chauffer les bains, ne doivent jamais employer cette machine, sans que sa grande ouverture ne soit couverte d'un large entonnoir de tôle, dont le tuyau aboutisse directement à la rue. Car il est également dangereux de faire décharger ce tuyau dans celui d'une cheminée : la vapeur du charbon repoussée peut refouler dans des cheminées voisines, & porter ailleurs la suffocation & la mort. C'est ce qui est arrivé rue S. Honoré, aux asphyxiques du magasin de Modes de la Corbeille galante.

____

(*) Voy. la Gazette de Santé, 1774, N°. 34.

C

Une autre précaution à prendre, c'est de ne jamais s'enfermer dans une voiture, sur-tout après avoir mangé, sans en tenir une glace à demi-baissée, principalement en hiver, & plus encore quand on est dans l'habitude d'y avoir des cilindres, des boules ou des bougies allumées. Dans tous ces cas, la vapeur animale & la chaleur entêtent, assoupissent, & conduisent à l'Asphyxie.

N'oublions pas non plus à rappeller aux imprudens, qui dans les grands froids mettent de la braise sous la table, ou aux personnes qui s'enferment avec de la braise ou du charbon dans de petits appartemens, le danger qu'ils courent de passer de la vie à la mort sans s'en appercevoir. Boerrhaave raconte que plusieurs Demoiselles étant à travailler dans un rez-de-chaussée, furent étourdies par la vapeur de la braise, mais sans perdre l'attitude qu'elles avoient prise en travaillant. Leur mere arrivant, saisie de froid, frappa à la porte qui étoit vitrée ; mais ne voyant pas qu'aucune d'el-

les s'empreſsât d'ouvrir, quoiqu'elles pa-
ruſſent en vie, elle força la porte heu-
reuſement pour elles : auſſi-tôt on les
plaça à l'air, on jetta de l'eau fraîche
ſur leur viſage, & bientôt elles revinrent d'une mort apparente, qui ſe fût
réaliſée ſans ce ſecours.

On a dû voir encore par tous ces exemples, dont il eût été facile de groſſir la liſte,
combien il eſt imprudent d'aller ſecourir
tout de ſuite ceux qui ſe trouvent ainſi
ſuffoqués. A la vérité ſi l'on ne les aſſiſtoit
pas, ils périroient; ce qui paroit d'abord
inhumain : mais comme ce zéle n'a jamais ſervi qu'à multiplier les victimes, il
vaut mieux ne rien entreprendre ſans
changer préalablement la nature de l'air,
quand même le malheureux Aſphyxique
devroit périr dans l'eſpace de tems que
ce changement exige.

Il faut donc auſſi-tôt que quelqu'un
eſt frappé de cette Aſphyxie, enfoncer
toutes les portes & les fenêtres du lieu
où il ſe trouve, en agrandir les ſoupiraux,

percer les voûtes, en un mot faciliter de toutes parts l'entrée du grand air. S'il ne contient pas des matieres combuftibles, on y jettera des fufées volantes, des pé- tards, des bottes de paille & de foin allumées. Il eft plus sûr de faire brûler du machefer, de l'y jetter tout embrafé, & de répandre par-deffus, du vinaigre, de la poudre à canon, de la fleur de foufre, ou toute autre matiere combuftible : on peut encore répandre beaucoup d'eau dans cet endroit. Après ces premieres pré- cautions, on liera un animal vivant, un chien fur-tout, fur une planche, fur laquelle on attachera une chandelle al- lumée. Ce n'eft qu'après que la lumie- re ne s'éteindra pas dans le fouterrain, & que l'animal en aura été retiré fain & fauf, qu'on pourra fe permettre d'y defcendre ; encore faudra-t-il ne ja- mais s'y expofer, fans s'être fait paffer fous les épaules une double corde, ayant foin de tenir dans fes mains un cordon particulier, pour avertir en le tirant, du danger où l'on pourroit se trouver. Il est également nécessaire de boire un demi - verre d'eau-de-vie avant d'y descendre, d'en tenir dans sa bouche, de répandre du vinaigre sur son corps, & de s'en frotter les yeux, le nez & les tempes.

Ces précautions une fois prises, sans négliger l'usage des fourches & des crocs, & après avoir retiré le suffoqué du lieu fatal, on le placera à l'air libre, on le déshabillera, on le couchera sur le pavé, dans la cour ou dans la rue, même dans une cave fraîche & saine, & s'il se peut auprès d'un puits. Il vaudroit mieux encore étendre son corps sur la terre humide couverte de gazon, le tenant couché sur le côté, & la tête un peu relevée.

Après ces dispositions, on soufflera sans différer dans sa bouche ou dans le nez avec un tuyau, ou par le moyen d'un soufflet ; on appliquera des morceaux de glace sous les aisselles, sur la plante des pieds & sur le creux

C 3

de l'eftomac. Mais par-deffus toute chofe, on jettera fur fon corps, principalement fur le vifage & fur la poitrine, des feaux d'eau fraîche, & l'on
infiftera d'autant plus fur ce dernier fecours, qu'il eft de tous le plus prompt,
le plus commode & le plus énergique.

Cette méthode, dont on s'eft fervi
avec fuccès à Nancy, fur un cuifinier fuffoqué par la vapeur de la braife (*), a été
confeillée dans tous les tems par prefque
tous les Auteurs. On a vu pag. 20 comme l'eau fraîche faifoit revenir à la vie
le chien retiré du puits de Rennes; on
jette dans le lac Agnano, en Italie les
animaux fuffoqués par la mofette de
la grotte dite *del Cane*, & ils revien-
nent auffi-tôt de leur fuffocation ; enfin,
on a vu que la fraîcheur de l'eau verfée
abondamment dans la cave du Boulanger
de Chartres, p. 47, avoit diffipé la vapeur
meurtriere du charbon. C'eft ainfi que

---

(1) Voy. la Gazette de Santé, 1774, N°. 35.

réfléchiffant fur ce phénomène , & forti-
fié par plufieurs autres exemples anté-
rieurs, M. Dehenne, Docteur en Médecine , au rapport de M. Boucher , Médecin à Lille , vint à bout de reffufciter
à Paris le domeftique d'un Seigneur ,
long-tems avant que l'homme de l'art qui
l'a tenté à Nancy , eût eu occafion de le
mettre en ufage. Ce domeftique étant
rentré à l'hôtèl vers trois heures du ma-
tin , dans le fort de l'hiver , porta dans
fon galetas un foyer rempli de braife
pour fe chauffer , & en fut fuffoqué.
Comme il ne paroiffoit pas dans la ma-
tinée , on alla dans fa chambre , & on
l'y trouva fans connoiffance & fans mou-
vément. On eut beau l'agiter , il ne
donna aucun figne de vie : cependant
M. Dehenne ayant été appellé , le fit
defcendre dans la grande cour de la
maifon , & lui fit jetter plufieurs feaux
d'eau à travers le corps ; ce qui rappella
cet Afphyxique à la vie. *

* Journal de Méd. Mai 1760.

Dans les mines de charbon de terre, on a coutume d'appliquer fur le gazon la bouche de ceux qui s'y trouvent fuffoqués par la vapeur de ce minéral. Pour cet effet, on les fort de la mine, on les couche le ventre fur la terre; quelquefois même on fait un creux dans l'endroit du terrein, qui répond à la bouche, afin que l'émanation terreftre foit plus fraîche & plus active. Ce moyen peut être employé dans le cas où l'eau manqueroit, ce qui peut arriver. On en a la preuve dans les effais qu'en fit l'Abbé Nollet à la fameufe grotte *del Cane* : au lieu de faire plonger dans le lac le chien foumis à l'expérience, comme c'eft l'ufage, il le fit rouler fur l'herbe, ce qui fit également revenir l'animal de fon afphyxie.

Lorfqu'une fois l'Afphyxique a donné quelques fignes de vie, on lui frotte les tempes, le nez & les yeux avec du vinaigre, on lui en fait même avaler une cuillerée; & tout de fuite après, on le tranfporte dans une cuifine ou

dans une salle-basse , dans laquelle on
a fait préalablement allumer du feu ,
ayant soin de le placer toujours à une
certaine distance , le laissant d'ailleurs
étendu sur le carreau , & continuant
de répandre sur lui de l'eau fraîche , jusqu'à ce qu'il soit entiérement
revenu. Alors on cesse l'opération , &
on approche le malade du feu par degrés. Enfin , quand cela se peut , on
le couche dans un lit bassiné , & on lui
fait avaler un bouillon , un demi-verre
de vinaigre , ou quelques gouttes d'eau
de-vie camphrée animée avec l'esprit
volatil de sel ammoniac.

Si ces secours devenoient inutiles ,
ce qui arrive rarement quand il ne s'est
pas écoulé trop de tems depuis l'accident , jusqu'à leur administration , on
pourroit, au lieu d'abandonner l'Asphyxique , tenter les moyens irritans indiqués pour les noyés ; sur-tout l'introduction de la fumée de tabac , qu'on a vu
réussir dans ces circonstances.

C 5

§. VI.

Asphyxie ou mort apparente causée par le plomb, ou exhalaison des fosses, l'infection de cloaques, des lieux humides & profonds; celle des tombeaux, des voiéries, des prisons & des autres lieux étroits, où beaucoup de personnes se trouvent rassemblées ; les miasmes contagieux des épidémies, principalement de la peste & de la petite-vérole.

LE Seigneur d'un Village situé à deux lieues de Nantes, mourut d'une fièvre putride le 15 Déc. de l'année derniere. On voulut lui préparer une fosse distinguée dans l'Eglise : pour cet effet, on remua plusieurs cadavres, & on déplaça le cercueil d'une de ses parentes, enterrée au mois de Février précédent. L'infection se répandit aussi-tôt dans l'Eglise, quinze paysans qui avoient assisté à cette cérémonie, moururent en peu de jours de fiévre putride-maligne, & six Curés qui s'y trouvoient aussi présens, manquerent de périr de la même maladie.

On se rappelle l'infection arrivée à l'ouverture du caveau de la Cathédrale de Dijon, & l'épidémie du Village de Saulieu produite par la même cause, qui a duré long-tems & a fait périr bien du monde*.

Un paysan faisant ailleurs fonction de fossoyeur, tombe mort dans le caveau dans lequel il est descendu; un autre paysan y descend pour le secourir, & meurt encore; un troisieme qui se dévoue à son tour, paye aussi de sa vie le bon office qu'il vouloit rendre. Enfin un quatrieme n'y descend qu'après s'être lié avec une corde: aussi-tôt qu'il se trouve mal, on le retire, & il a toutes les peines de revenir de cet évanouissement. (**).

* Voy. la Gazette de Santé, 1774, N°. 6; 1773, N°. 1.

(**) Nosologie de Sauvages, tom. I. pag. 820. On peut voir ce que nous avons dit

L'épidémie qui a regné dans les prisons de Dijon, pendant le cours de cette année, ne provenoit aussi que d'un air infecté par plusieurs personnes malades renfermées dans ces lieux étroits & mal-sains (*).

Dans la nuit du 9 Juillet 1756, après un orage considérable, un paysan du Village de S. Ouen s'étant levé pour voir si l'eau qui couloit ne pénétroit pas dans sa cave, parce que la porte étoit basse & placée vis-à-vis un gros tas de fumier, y descendit sans précaution, & tomba mort sur le champ. Sa femme descendit peu de tems après lui, & eut le même sort. Leur fils & leur fille ayant appellé au secours, les voisins accoururent, onze d'entre eux

---

plusieurs fois dans la Gazette de Santé contre l'abus d'enterrer dans les Eglises, & de conserver les Cimetieres dans l'enceinte des Villes ; abus énorme dont on ne se corrige que lentement : tant il est vrai que les préjugés, même les plus dangereux, sont toujours difficiles à détruire.

(*) Voy. la Gazette de Santé, 1774, N°. 9.

descendirent successivement dans la cave, & tous tomberent à la renverse. De ces onze Asphyxiques, cinq seulement revirent le jour.

En 1731, un particulier du Diocèse d'Alais faisant fouiller dans une vieille masure, fit découvrir un puits qui avoit été bouché. Quand on eut réuni les immondices qui étoient au fond, il s'éleva une vapeur infecte, & celui qui étoit dans le puits fut suffoqué. Un second descendant par l'échelle, tomba mort aussi sur le premier. Un troisieme attaché par une corde, perdit l'usage des jambes & des bras, quand il fut aux deux tiers de l'échelle : on le retira, mais il mourut.

En 1737, cinq personnes furent également suffoquées dans un puits abandonné, que l'on fit nettoyer, aux Religieuses Ursulines de Saint-Denys. Quelques années auparavant, trois hommes étoient morts suffoqués dans un trou à fumier, où ils avoient voulu s'entre-secourir *.

----

* Journ. histor. Sept. 1756.

Au défarmement de la flûte du Roi *le Chameau*, qui revenoit de Cadix en 1745, un matelot ayant débondé une futaille remplie d'eau de mer qu'on avoit imprudemment bouchée, tomba roide mort. Six de fes camarades qui étoient dans la même cale, furent frappés d'afphyxie : le Chirurgien-major, qui courut à leur fecours, n'en fut pas exempt. On expofa leurs corps au grand air, & ces derniers en revinrent. Long-tems avant cette époque, plufieurs perfonnes avoient péri à Pau en Béarn, dans une efpece de puits fermé depuis long-tems, où l'on avoit laiffé croupir de l'eau falée.

On a plufieurs moyens de prévenir ces malheurs. Le premier, c'eft le ventilateur, par lequel on établit un courant d'air pur, qui agite & renouvelle fans ceffe l'athmofphere méphitique. Il en eft encore un pour les foffes, les caveaux & les lieux bas & renfermés, c'eft de pratiquer une ouverture, à la-

quelle foit adapté un tuyau de fer-blanc
ou de plomb qui s'éleve jufqu'au toît, afin
que les émanations s'échappent à mefure
qu'elles fe forment, & que ceffant d'être
concentrées, on ne rifque plus d'en être
frappé en defcendant dans ces fouterrains *. Ce n'eft pas autrement qu'on
eft venu à bout de vuider les foffes dans
Paris en plein jour, fans infecter les
voifins & fans aucun danger pour les
vuidangeurs.

Une précaution non moins néceffaire
pour prévenir les morts fubites & les
épidémies qui réfultent du remuement
des latrines, des caveaux, de l'ouverture des tombes, & de l'infection des
prifons & des autres lieux renfermés,
c'eft de brûler, en approchant de ces endroits, du génievre, ou du vinaigre, de fu-

---

* Voy. la Gazette de Santé, 1774, N°. 1.
Voyez auffi le Journal de M. l'Abbé Rozier,
ayant pour titre : *Obfervations fur la Phyfi-
que, l'Hiftoire Naturelle, &c.*

mer du tabac, & de tenir dans sa bouche quelque substance aromatique ; sur-
tout de neutraliser les émanations mé-
phitiques par le moyen suivant, publié
il y a deux ans, à Dijon, par le savant
M. de Morveau. (Prenez une cloche de
verre, placez-la sur le bain-marie, met-
tez-y trois parties de sel marin un peu
humide ; versez par-dessus une partie
d'huile de vitriol : placez ce mêlange à
l'entrée des lieux infectés avant d'en
faire l'ouverture , & dans ces mêmes
lieux , quand ils seront ouverts.) Voyez
encore les moyens indiqués pag. 17, 52.

Au reste, ceux qui n'auroient point recours à cette précaution qu'on ne sauroit
trop recommander , doivent du moins
ne jamais descendre dans ces mêmes
souterrains sans qu'on en ait agrandi
l'ouverture, & sans que la premiere infection en soit préalablement évaporée ;
encore, nous ne saurions trop le répéter, faut-il qu'ils soient suspendus par
une double corde, au moyen de laquelle

on puisse les retirer, en cas d'accident, plutôt que d'expofer d'autres perfonnes à courir le même danger pour aller à leur fecours.

Les vuidangeurs doivent, avant de defcendre dans la foffe, rompre avec des bâtons la croûte qui couvre les matieres qui y font contenues, & laiffer évaporer les émanations qui s'exhalent dans cet inftant. Il faut fur-tout qu'ils aient la précaution de boire de l'eau-de-vie, & d'en tenir dans leur bouche au moment où ils ouvrent la foffe & qu'ils y defcendent. On a vu dans l'exemple cité pag. 20, que l'ivrogne qui defcendit le quatrieme dans le puits, eut la force d'avertir quand il fe trouva mal, ce que les trois premiers n'avoient pu faire; & l'on regarde fi bien l'eau-de-vie & les liqueurs fpiritueufes comme l'antidote du *plomb*, que plufieurs Ecrivains la recommandent pour faire revenir ces Afphyxiques. On ne peut cependant fe diffimuler qu'il faut ufer prudemment de ce moyen très-connu par les vuidangeurs de Paris.

Enfin, lorfque malgré ces précautions, ou par leur omiffion, les hommes font fuffoqués par la vapeur méphitique, il faut leur adminiftrer exactement les mêmes fecours que dans l'afphyxie précédente ; c'eft-à-dire l'expofition à l'air pur & frais, fur le pavé, la terre où le gazon, l'afperfion copieufe d'eau froide, &c. pag. 53. Seulement on doit infifter fur l'ufage du vinaigre : il feroit bon même d'en impregner l'eau que l'on répand fur la perfonne fuffoquée ; & s'il arrivoit qu'on n'en eût pas affez pour remplir cet objet, on fe borneroit à tremper des linges dans cette liqueur, & à les appliquer fur la furface du corps de l'Afphyxique, particuliérement fur le vifage & fur la poitrine, fans difcontinuer de répandre abondamment de l'eau fraîche fur fon corps. Le vomiffement eft utile dans ce feul cas ; mais il faut le provoquer avec

deux ou trois cuillerées d'oxymel fcilliti-
que & une cuillerée d'eau-de-vie camphrée, mêlées enfemble, qu'on fait avaler
au malade lorfqu'il commence à revenir
de fon afphyxie ; on doit même alors lui
donner, d'heure en heure, une cuillerée d'eau-de-vie camphrée, ou d'eau-
de-vie pure, au défaut de la premiere.
Dans ce cas, après avoir employé tous
ces fecours comme dans le précédent,
on peut injecter de la fumée de tabac
par le fondement avec la machine contenue dans la Boëte, *Pl. I.* Enfin, avant tout,
on ne doit jamais oublier de fouffler de
l'air dans le nez de l'Afphyxique, foit
avec le tuyau A *Fig. 6*, *Pl. I.* foit avec
un foufflet ordinaire, comme nous l'a-
vons confeillé dans les cas précédens.

Si les vapeurs infectes & putrides ne
tuent pas toujours ceux qu'elles faififfent,
fouvent elles les frappent d'aveuglement;
on en avoit d'abord fait l'obfervation en
Italie, & on l'a auffi remarqué à Paris.
» Deux manœuvres qui travailloient à

une vieille foſſe, cachée ſous une autre
& qui n'avoit pas été vuidée depuis
fort long-tems, furent tellement frappés de l'horrible puanteur qui en ſortit,
qu'ils en perdirent la vue; l'un abſolu-
ment, & l'autre au point de n'appercevoir plus que foiblement la grande lu-
miere. M. Chomel, auteur de cette obſervation, les guérit tous deux parfaitement en vingt-quatre heures, en leur
faiſant prendre, de quatre en quatre
heures, trois ou quatre cuillerées d'une
liqueur aromatique, & en appliquant
ſur leurs yeux, des compreſſes qui en
étoient imbibées. Cette eau eſt tirée du
thym, de la lavande, de la ſauge, du
ſerpolet, de la marjolaine & du romarin, dont on fait macérer les feuilles &
les fleurs dans l'hydromel, & qu'on dif-
tille enſuite au bain-de-ſable, ayant ſoin
de rectifier la liqueur ſans ſéparer l'huile *.

---

* Hiſt. de l'Acad. Roy. des Sciences, ann.
1711. p. 26. art. 5.

La peſte, la petite-vérole & la fié-
vre-maligne cauſent quelquefois des aſ-
phyxies, que l'on a pris trop ſouvent
pour une véritable mort. De-là vient
que le corps de pluſieurs Aſphyxiques
a été confondu avec les cadavres des
peſtiférés, juſqu'à ce que des ſignes de
vie manifeſtaſſent l'erreur commiſe par
ceux qui, dans ces grandes mortalités,
ſont chargés de conduire & d'enſevelir
les morts. Un célébre Médecin Anglois
raconte l'hiſtoire d'un jeune-homme
mort en apparence de la petite-vérole,
& qui en revint; dans tous ces cas,
c'eſt au grand air, à l'air libre & pur,
qu'on a dû ce retour à la vie. C'eſt pour-
quoi lorſque quelqu'un meurt d'une contagion quelconque, il convient de ne
l'enſevelir qu'au-bout de pluſieurs heures, d'ouvrir auſſi-tôt les portes & les
fenêtres, de le coucher nud ſur le carreau de la chambre, & de l'y laiſſer
ainſi pendant cet eſpace de tems. Il ſeroit
même prudent de ne jamais enſevelir les

morts & de ne les mettre dans la biere qu'au moment où ils doivent être tranſ-portés, afin qu'ils fuſſent expoſés au grand air pendant les vingt-quatre heu-res qu'on a coutume d'attendre. Il en réſulteroit encore la facilité de pouvoir reconnoître les cadavres, & de conſtater leur véritable mort, ce qui ſeroit d'au-tant plus utile, qu'il peut réſulter de grands abus de cet enſeveliſſement.

§. VII.

Aſphyxie ou mort apparente, cauſée par l'excès de joie, de colere, de cha-grin; l'enthouſiaſme; les affections hyſtériques, connues ſous le nom de vapeurs; la ſyncope.

PErſonne n'ignore ce que peuvent les paſſions ſur notre exiſtence, & combien de fois elles en ont troublé, ſuſpendu ou détruit le cours. L'incertitude où l'on eſt ſur la mort véritable ou appa-

rente de cette claſſe d'Aſphyxiques,
exige qu'on ne les abandonne pas à leur
malheureuſe deſtinée , & qu'auſſi-tôt
qu'ils ſe trouvent frappés de ce coup,
on les ſecoure le plus promptement qu'il
eſt poſſible. Nous avons vu une femme
en colere tomber évanouie , ſans pouls,
ſans connoiſſance, & paſſant pour mor-
te. Cet accident arriva dans un Marché ;
une poiſſarde qui avoit de l'eau dans un
ſeau, la lui jetta ſur le viſage , pluſieurs
autres firent de même , & au bout d'un
quart-d'heure , cette femme inondée
pouſſa un profond ſoupir , & revint
peu à peu de ſon aſphyxie. Il en eſt de
même des autres paſſions, ſur-tout de
l'enthouſiaſme, qui produit les extaſes;
état agréable , au rapport de tous ceux
qui s'y ſont trouvés, & que les perſonnes
amies du merveilleux ont attribué à des
cauſes ſurnaturelles, tandis que ce n'étoit
que l'effet des cauſes phyſiques.

Quoi qu'il en ſoit, le premier ſecours
contre ce genre de mort apparente eſt

l'air libre & l'eau fraîche. On peut y
joindre les odeurs fortes & désagréa-
bles, telles que celle d'une plume brû-
lée, l'alkali volatil, &c. on doit aussi
frotter les tempes & les poignets de ces
Asphyxiques avec de l'eau de senteur,
frapper sur la paume de leurs mains,
leur chatouiller la plante des pieds,
leur arracher les poils, crier dans le
tuyau de leur oreille, & donner quelques secousses à leur corps, en le soule-
vant de tems en tems par les épaules.
On frotte en même tems la peau avec
des serviettes chaudes ; on applique des
briques chaudes sur la plante des pieds;
& à mesure qu'ils commencent à respirer, on leur fait avaler une cuillerée
d'eau - de - vie camphrée du flacon F,
fig. 1 , d'eau des Carmes, ou de la
premiere eau spiritueuse qui tombe sous
la main.

Une attention non moins impor-
tante, c'est de déshabiller promptement
ces Asphyxiques, & de ne leur laisser

ni col, ni jarretieres, ni bracelets, rien
en un mot qui puisse les gêner en aucune partie.

Que si, malgré ces premiers secours,
l'Asphyxique avoit peine à revenir, on
auroit recours à la saignée, & à la fumée de tabac que l'on injecteroit par le
fondement.

----

§. VIII.

Asphyxie ou mort apparente, causée par
l'étranglement ou par la compression
violente de la gorge, soit par cause
externe, soit par cause interne.

LE célébre M. de Sauvage, Profes-
seur de Médecine en l'Université de
Montpellier, raconte dans sa Nosologie, l'histoire d'un pendu qu'il avoit
presque rendu à la vie. Ce malheureux,
dit-il, à peine détaché de la potence,
fut transporté dans une Eglise. Là, au
lieu de l'enterrer, on le saigna trois

fois en deux heures de tems, & il revint à la vie, si bien qu'il se mit lui-même sur son séant, & qu'il but à longs traits, de l'eau d'une cruche qu'il tint de ses deux mains, se trouvant beaucoup mieux alors. Cependant sa voix étoit foible & voilée, & ce ne fut qu'après avoir craché un peu de sang & bu beaucoup d'eau, qu'il put se faire entendre. En effet il brûloit de soif, & cherchoit sans cesse à respirer le vent qu'on faisoit autour de lui, quoique l'air ne fût pas chaud. Au bout de trois heures, la place sur laquelle la corde avoit porté, s'enfla tellement, qu'il n'en resta plus de trace. M. de Sauvages ordonna une quatrieme saignée pour prévenir l'assoupissement que devoit produire l'engorgement des vaisseaux du cerveau, causé par la nouvelle compression des veines jugulaires. Les Chirurgiens s'étant enfuis crainte de poursuite, la saignée ne fut point faite ; dès cet instant, le malade tomba par degrés

dans l'affoupiffement ; le pouls , qui s'étoit relevé à la premiere faignée , devint très-foible , moins fréquent , & difparut enfin. C'eft ainfi , ajoute M. de Sauvages , que mourut cet infortuné , qu'on avoit pendu fans qu'il eût commis aucun crime : *quem nullum fcelus ad patibulum duxerat.*

Cet exemple n'eft pas le feul qu'on pût citer ; les Auteurs en rapportent plufieurs autres , mais plus heureux.

Ceux que l'on trouve étranglés , doivent donc être faignés, le plutôt poffible , de la veine jugulaire , & même plufieurs fois dans un très-court efpace de tems , fans faire aucune ligature , en fe contentant de fermer l'ouverture de la veine avec un morceau de taffetas d'Angleterre. En même tems on leur foufflera dans la bouche ; & fitôt qu'ils commenceront à refpirer , on leur fera du vent avec un foufflet ou avec un éventail , & on leur donnera de l'eau fraîche à avaler autant qu'ils paroîtront le défirer.

Il eſt inutile de recommander de les débarraſſer tout de ſuite de la corde ou du mouchoir avec lequel leur cou eſt ſerré, ainſi que de tous les autres liens qui pourroient les gêner.

On doit encore appliquer ſur l'impreſſion faite par la corde, des compreſſes imbibées de vinaigre ou d'eau-de-vie camphrée, ou même d'eau fraîche & du ſel. Enfin, il importe ſur toutes choſes de tenir le pendu ſur ſon ſéant, ayant ſoin de ſoutenir ſa tête, toujours prête à pencher.

La ſaignée du pied, & même copieuſe, après celle de la jugulaire, peut encore être très-utile en pareil cas : mais une précaution non moins eſſentielle à prendre quand on veut ſecourir un pendu, c'eſt de ne pas couper la corde tout de ſuite, ce qui donne une ſecouſſe au ſuffoqué, & en augmente l'étranglement. Il faut au contraire ſoulever ſon corps, & ce n'eſt qu'après qu'il ne peut tomber par ſon

propre poids , qu'on détache & denoue
la corde.

Au refte , tous ces fecours devien-
droient inutiles , fi la premiere verte-
bre du cou étoit luxée , ce qu'on peut
aifément reconnoître.

Le gonflement des amygdales dans
les maux de gorge , eft une caufe interne d'étranglement & d'afphyxie. La
faignée copieufe eft le premier moyen
par lequel on doit la combattre. Enfuite
on peut avoir recours à la fumée de tabac
qu'on fait avaler à l'Afphyxique , &
qu'on introduit auffi par le fondement. Ce
reméde , qui nous a réuffi , eft affez neuf ;
nous le confeillons aux Gens de l'Art
pour le fubftituer à l'émétique , indiqué dans les maux de gorge , mais
qui parvient difficilement à l'eftomac , à
caufe de la réfiftance que les fluides éprou-
vent dans le fond du gofier , alors pref-
qu'entiérement bouché par le gonflement des amygdales.

Une troifieme caufe d'étranglement

peut jetter dans l'asphyxie ; c'est la préfence d'un corps étranger , arrêté au fond du gofier , dans l'œfophage , ou tombé dans la trachée-artere. Dans ce dernier cas , le malade toulle fortement avant d'être fuffoqué ; ce qui fert à diftinguer cette caufe d'afphyxie de la précédente.

Un pois jetté dans la bouche d'un jeune-homme , gliffa dans le larynx. La préfence de ce corps fut auffi-tôt fuivie d'une très-grande difficulté de refpirer & d'une toux des plus vives. On lui donna fur le champ une forte dofe d'huile d'olive, qui le fit vomir , & procura l'expulfion du pois.

Une fille mangeant des prunes , en avala un noyau , qui malheureufement gliffa dans la trachée-artere. Elle toulla violemment , cracha le fang , & fut prefque fuffoquée. On excita une toux plus forte , & le noyau fortit par l'expectoration.

Un enfant avala un petit os , qui paffa

auſſi dans la trachée artere. On lui ſouf-
fla avec force dans le nez de la poudre
de muguet, laquelle cauſa des éternû-
mens violens qui chaſſerent l'os.

Ces trois exemples choiſis parmi pluſieurs autres, apprendront aux parens
à ne laiſſer aucun corps ſolide dans
les mains des enfans ; aux imprudens,
à ne pas jetter ni recevoir dans la
bouche des corps durs qui peuvent gliſſer dans le goſier ; & à ceux qui man-
gent des fruits, à ne jamais en avaler
les noyaux.

On trouve dans les moyens employés
pour faire ſortir ces corps étrangers,
la maniere dont on doit s'y prendre
en pareil cas. Gardez - vous bien
d'exciter le vomiſſement du malade,
encore moins de provoquer ſa toux par
des boiſſons âcres & acides ; conten-
tez-vous au contraire de lui faire boire
beaucoup de lait, ou d'huile d'aman-
des douces, d'olive, de navette, de
lin, de noix, en un mot de la premiere

huile qu'on aura fous la main ; &
après avoir bien préparé les parties aux
efforts de la toux, excitez-la feulement
par l'introduction de la fumée de tabac
dans les narines.

A l'égard des corps avalés , c'est encore une erreur funefte d'en provoquer
la fortie par la bouche , quand ils font
engagés trop avant dans le gofier. Si
la fuffocation n'eft ni prochaine , ni pré-
fente , il faut attendre un Chirurgien ,
lequel tentera d'extraire ce corps avec
des tenettes , ou tout autre moyen fug-
géré par fes lumieres & par fa pruden-
ce. Mais fi ce fecours étoit trop éloigné,
& que le malade fût prêt à être fuffoqué
ou eût ceffé de refpirer; alors fans différer , on prendroit un poireau long ,
mince, verd & ébarbé , que l'on intro-
duiroit dans le fond de la gorge, ayant
foin de le pouffer obliquement & en en
bas, pour précipiter par cette impulfion
le corps étranger arrêté. Il feroit plus
sûr d'employer la Bougie dite *de S.*

Côme, ou les groſſes Bougies connues fous le nom de *rat de cave*, qu'on tremperoit dans l'huile ou dans l'eau tiéde pour les ramollir. Une baleine au bout de laquelle on auroit fixé un bouton fait avec du linge un peu uſé, mais bien attaché, pourroit produire le même effet en cas de beſoin. Enfin, à toute extrémité, on ſe ſerviroit auſſi d'une baguette d'ozier, d'une tige de bois de bouleau, ou de tel autre bois très-pliant, difficileà rompre, & qui auroit la groſſeur & la longueur convenables ; ayant ſoin auſſi d'en émouſſer l'extrêmité avec un bout de vieux linge.

Un particulier avala une piece d'os un peu groſſe d'une côtelette de mouton ; il ſurvint dans l'inſtant au malade des accidens très-graves ; pluſieurs Chirurgiens eſſayerent de la retirer ou de la repouſſer dans l'eſtomac par le moyen du poireau ou de quelque autre inſtrument ; mais tous les efforts furent inutiles. Un autre Chirurgien arrivant, trouva le malade dans un état extrême; il ne respiroit plus qu'avec difficulté, & il étoit prêt de suffoquer. Comme ces accidens parurent venir moins du corps étranger, que de la violence avec laquelle on avoit essayé de le précipiter dans l'estomac, ce dernier eut recours à la saignée qu'il répéta plusieurs fois; il fut alors possible d'atteindre l'os. On introduisit dans l'œsophage une baleine assez forte, garnie tout du long d'une bandelette de linge bien fin & bien doux, & l'os fut aisément repoussé.

On voit par cette observation, 1°. qu'il importe dans ces circonstances d'opérer avec beaucoup de ménagement, de peur d'augmenter l'irritation de la partie affectée, & d'engager de plus en plus le corps étranger; 2°. que quand, après avoir employé ce moyen, on ne réussit point, il faut avoir recours à la saignée; & que ce n'est qu'après qu'elle a été répétée plusieurs fois, qu'on doit revenir à la première opération.

La différence des corps dans leur forme & leur ſolidité, rend l'étranglement plus ou moins violent, ſes
ſuites plus ou moins fâcheuſes, & fait
varier les moyens d'y rémédier : mais
nous n'avons entendu parler ici que
des cas très-preſſans de ſuffocation, où
l'on ne peut recourir aux Gens de
l'Art ; car par-tout où il eſt poſſible d'a-
voir promptement un Chirurgien, il
ne faut rien entreprendre ſans ſon avis,
& lui laiſſer faire ce qu'il convient.

<hr>

§. IX.

*Aſphyxie ou mort apparente, cauſée par
la commotion du cerveau ; les chûtes
violentes ; les coups reçus ; l'apoplexie,
l'épilepſie ; la catalepſie.*

ON ſait que les chûtes qui cauſent
la commotion du cerveau, la fracture
du crâne, & l'épanchement du ſang

dans cette capacité, font tomber le malade dans un assoupissement subit, duquel il est presque toujours difficile de le faire revenir ; mais on n'ignore pas non plus que la saignée du pied plusieurs fois répétée, est le premier moyen que l'on doive alors employer. Nous n'avons donc d'autre conseil à donner en pareil cas, que d'appeller un Chirurgien le plutôt possible, ou de transporter avec la même célérité le blessé dans l'Hôpital le plus voisin. On peut en attendant appliquer des compresses trempées dans l'eau-de-vie, sur la contusion ou la blessure ; frotter le nez & les tempes de l'Asphyxique avec du vinaigre & quelque eau spiritueuse, même lui en verser quelques gouttes dans la bouche ; & enfin, s'il paroît reprendre ses sens, on doit lui faire avaler un verre d'eau fraîche, & en répandre sur son visage & sur sa poitrine.

Nous ne dirons rien sur les autres espe-

ces d'aſphyxie, contre leſquelles il faut
également des ſecours dirigés par des
perſonnes de l'Art ; nous nous contente-
rons de rapporter deux obſervations,
qui pourront peut-être donner de nou-
velles vues ſur le traitement de cette
maladie.

Un Epicier de Paris étoit tombé en
apoplexie avec perte entiere de ſenti-
ment, de mouvement & de connoiſſance. Deux ſoldats que le haſard ame-
na, employerent la fumée de tabac
comme on l'a conſeillé pour les noyés,
pag. 31 ; *& ce reméde eut un ſuccès ſi*
parfait & ſi prompt, que deux heures
après, le Marchand étoit dans ſa bou-
tique comme ſi de rien n'eût été *.

Un autre homme attaqué d'apoplexie, fut ſaigné du bras ; comme le ſang
ne couloit pas, on ouvrit la veine de
l'autre bras ; & cette ouverture n'ayant

---

* Bruhier, de l'incertitude des ſignes de la
mort, tom. II, p. 384.

pas eu plus de succès, on répéta successivement l'opération aux deux pieds, sans être plus avancé. Le malade, sans pouls & sans mouvement, passa pour mort. On le tira de son lit, il fut déshabillé & étendu sur le carreau, toutes les fenêtres ouvertes. Bientôt après le sang coula de ses veines, il reprit ses sens, se rétablit, & s'est bien porté depuis *.

Il seroit donc essentiel d'essayer des lavemens de fumée de tabac dans les apoplexies ; de ne pas abandonner sans secours ceux qui paroissent avoir succombé sous ce funeste accident ; d'éviter sur-tout de leur faire avaler des potions émétiques, qui restent le plus souvent dans la bouche & augmentent la difficulté de respirer, ou qui, si elles descendoient dans l'estomac, ne produiroient aucun effet, ou exciteroient des

____

(*) Voyez la Gazette de Santé, 1775, N°. 40.

efforts plutôt capables d'augmenter l'engorgement du cerveau, & de nuire, que
d'être utiles.

---

§. X.

Asphyxie ou mort apparente des nou-
veaux-nés, causée par le serrement du
cordon ombilical ; la compression de
leur corps dans les accouchemens dif-
ficiles ; les convulsions, les cris, la
dentition ; l'imprudence des meres &
des nourrices qui les suspendent ; les
couchent dans leur lit, ou qui les cou-
chent sur le dos dans le berceau, &
les y agitent trop fortement.

ON n'a point assez réfléchi sur la
quantité de jeunes sujets qui périssent
chaque année par ces causes trop né-
gligées.

Une femme du Village de Lamperg-
theim, près de Manheim, considérable-
ment affoiblie par un flux de sang, mit

au monde un enfant bien conformé ,
qui ne donnoit aucun figne de vie. On
avoit malheureufement coupé le cordon
ombilical. Auffi-tôt l'Accoucheur souffla
dans la bouche du nouveau né en lui
ferrant les narrines , le fit étuver avec
du vin chaud , & lui frotta le bas ventre : ces fecours le rappellerent à la vie.

Le fils de M. Couturier, Notaire à
Paris, rue S. Victor, vint au monde fans
pouls , fans battement au cœur, &
comme mort. On avoit lié le cordon
ombilical , mais fans le couper. On le
délia promptement, & dès que la communication entre la mere & l'enfant
fut rétablie , il donna quelques fignes
de vie. On crut pouvoir lier une feconde
fois le cordon , mais l'enfant retomba
dans fon premier état. Alors on en fuf-
pendit la ligature pendant trois quarts-
d'heure, au bout defquels l'enfant revint
totalement à la vie. * Que d'exemples de
cette nature ne pourroit-on pas rapporter!

---

* Voy. la Gazette de Santé, 1773 , N°. 1,

Il faut donc lorfqu'un enfant vient au monde fans pouls , fans mouvement au cœur , & comme mort , avant de faire la ligature & la fection du nombril , examiner s'il eft dans cet état par trop de fang ou par foibleffe. Dans le premier cas , il eft rouge , livide & même noir ; la chofe arrive ordinairement après un accouchement difficile & laborieux , lorfque le fœtus preffé , comprimé , a demeuré long-tems au paffage, ou s'eft mal préfenté , & qu'il a fallu le changer de fituation , ou bien qu'il a été ferré & étranglé par le cordon. Le moyen de le rappeller alors à la vie , c'eft de couper le cordon , fans lier le bout qui répond à l'enfant ; de le preffer par ce même bout, & d'en laiffer couler du fang jufqu'à ce que le nouveau-né ait donné figne de vie. En même tems il faut lui fouffler fortement dans la bouche, en ferrant exactement les narrines , le tranfporter à l'air libre, & le frotter légérement avec des linges dégourdis, enfin l'agiter doucement, jufqu'à ce qu'il foit parfaitement revenu. On ne doit pas non plus négliger de fucer la mamelle gauche. (Cette méthode, qui a conftamment réuffi, pourroit peut-être avoir du fuccès dans les afphyxies des adultes.) Lorfqu'une fois l'enfant eft bien revenu, il faut faire la ligature du cordon comme à l'ordinaire.

Mais fi l'enfant étoit afphyxique par foibleffe & par inanition, loin de couper le cordon, il faudroit au contraire entretenir cette communication entre la mere & l'enfant pendant demi-heure, trois quarts-d'heure, une heure même; en un mot jufqu'à ce que la circulation de la mere à l'enfant fût bien rétablie; les frotter en même tems avec des linges trempés dans du vin chaud, & recourir, en cas de befoin, aux fecours précédens.

Que fi des fage-femmes ignorantes avoient précipité la fection du cordon,

& que l'enfant ainsi séparé de la mere,
parût sans mouvement & sans pouls, il
faudroit examiner de laquelle des deux
précédentes causes d'asphyxie son état dé-
pendroit; & si c'étoit par excès de sang,
on délieroit le cordon; si au contraire
c'étoit par foiblesse & par inanition, on
n'emploieroit que les autres moyens,
sans toucher à la ligature du nombril.
Il est bon & même nécessaire dans ce
dernier cas, d'approcher du feu les nouveaux nés; il faut cependant ne les y
présenter qu'avec précaution; les brûlu-
res causées par l'imprudence des sage-
femmes qui les y exposent de trop
près, ne sont que trop fréquentes *.

On observe la même chose à l'égard
des enfans suspendus, ou suffoqués dans

----

* Cet avis donné pour les asphyxies, peut
servir dans tous les cas. On a coutume d'approcher du feu les nouveaux - nés; & nous
en avons vu qui étoient à moitié brûlés par
cette inattention.

le lit de leur mere, ou des nourrices, qui les ont fait coucher avec
elles. On peut, dans ces deux derniers cas, ajouter à ce secours le lit de
cendres, & frotter les narines & les
tempes des enfans avec quelque eau spiritueuse. La fumée de tabac injectée par
le fondement, convient encore ; mais il
faut la souffler doucement, sans quoi
la grande chaleur qu'elle conserve seroit
capable de brûler les intestins du nouveau-né. Il est également nécessaire de
n'en introduire qu'une petite quantité,
de peur de trop irriter ces visceres.

Ce que nous avons dit, convient aux
asphyxies produites par les convulsions,
les cris, la dentition. Nous observerons
seulement, que dans toutes les morts
apparentes des enfans, il faut éviter
de se rassembler trop de monde autour d'eux. Souvent on fait un grand
feu dans un petit appartement qu'on
éclaire par beaucoup de lumieres, & où
se trouve une foule de personnes qui,

foit par compaffion , foit par curiofité ,
entourent l'enfant , & accélérent fa mort
en échauffant & infectant par leurs ha-
leines , le peu d'air qu'il auroit pu refpirer.

Un enfant né depuis vingt-un jours,
ne refpiroit que par la bouche ; de cinq
en cinq minutes il avoit des convulfions
vives , pendant lefquelles la mâchoire
inférieure s'appliquoit fortement contre
la fupérieure ; enfuite il reftoit fans
pouls, fans mouvement & comme mort :
fon nez étoit bouché par une mucofité
que rien ne pouvoit faire fortir. Tous
les fecours poffibles avoient été employés
pour fauver cet enfant. Auffi-tôt qu'il
entroit en convulfion & que fa bouche
fe fermoit, on y introduifoit fortement
une cuiller à caffé, dans laquelle on ver-
foit de l'eau d'orge & du lait, que l'enfant rejettoit avec violence ; ce qui aug-
mentoit fes convulfions & accéléroit
l'afphyxie. On avoit cru encore bien
faire en introduifant dans fes narines ,

des côtes de poirée, puis celles de tabac, afin de faciliter la sortie de l'humeur, dont l'amas paroissoit être la cause de l'état fâcheux du petit malade. Et comme cet enfant précieux, tenoit à une nombreuse famille, & étoit soigné par plusieurs personnes; au moment où il entroit en convulsions, une foule de monde se rassembloit autour de lui, de maniere que l'appartement étant déja fort échauffé par un grand feu, l'haleine réunie de toutes ces personnes ne lui laissoit pas un atôme d'air pur à respirer.

Après avoir recherché la cause des convulsions de cet enfant, nous crûmes l'appercevoir dans la sécheresse de la bouche, causée par le passage continuel de l'air par cette ouverture, au défaut des narrines. Nous conseillâmes d'humecter sans cesse les lévres avec un linge ou une éponge trempée dans de l'eau d'orge; & cette humectation continuée, en prévenant l'effet siccatif de

l'air infpiré, prévint auffi les convulfions, & fauva la vie à l'enfant.

Il nous refteroit encore à parler des
afphyxies des femmes en travail & de celles qui font accouchées ; mais les fecours
qu'on doit aux unes exigent abfolument
la préfence des Gens de l'Art ; & ceux
qu'il convient d'adminiftrer aux accouchées, ne font point encore affez connus. Il nous femble qu'en pareil cas, la
fumée de tabac donnée en lavement,
pourroit être très-utile ; c'eft un grand
fecours que cette fumée, fur-tout dans les
momens défefpérés. Elle eft recomman-
dée contre les conftipations opiniâtres,
les douleurs de colique, les hernies
enkiftées, qui ne font ni trop ancien-
nes, ni fortement adhérentes au fac. La
fumée de tabac convient encore pour
corriger l'air dans les maladies conta-
gieufes : comme anti-fceptique, elle
peut-être très-utile en injection dans les

ulcéres fiftuleux ; un lavement de cette fumée pourroit être aufli d'une grande reffource dans les fiévres putrides, lorfque le bas-ventre fe bourfouffle, & que nul reméde ne peut le faire évacuer. Ne pourroit-on pas l'employer de même dans la répercuffion de la petite-vérole, lorfque le gonflement, la tenfion & la conftipation du bas-ventre ajoutent au danger qui menace de fi près le malade ? Si la fumée du tabac contient beaucoup d'air fixe, & fi cet air eft aufli utile qu'on l'affure contre la putréfaction, il y a lieu de préfumer qu'on en retirera le plus grand avantage. L'expérience & le tems pourront feuls juftifier ces apperçues. Mais pour multiplier l'expérience, il falloit avoir une Machine fumigatoire fimple, commode, portative, & qu'on pût aifement fe procurer à peu de frais, dans tous les pays : c'eft ce que nous croyons avoir réuni dans celle dont nous joignons ici la defcription.

DESCRIPTION

DESCRIPTION

DE LA MACHINE FUMIGATOIRE.

Enumération des parties.

LA Planche premiere repréfente la boëte vuide , & autour d'elle , toutes les pieces qu'elle contient. Toutes ces pieces avec la boëte , forment enfemble dix figures :

La premiere , (*fig* 1.) eft celle de la boëte , deftinée à renfermer la Machine fumigatoire.

La feconde , (*fig.* 2.) une pipe.

La troifieme , (*fig.* 3.) fon couvercle.

La quatrieme , (*fig.* 4.) un premier tuyau pour injecter la fumée.

La cinquieme , (*fig.* 5.) un fecond tuyau pour fouffler dans la pipe.

La fixieme , (*fig.* 6.) un troifieme tuyau pour fouffler dans le nez de l'af-phyxique.

E

La septieme, (*fig.* 7.) un flacon.

La huitieme, (*fig.* 8.) un briquet, une pierre-à-fusil & un morceau d'amadou.

La neuvieme, (*fig.* 9.) une canulle.

La dixieme enfin, (*fig.* 10.) une aiguille.

Description particuliere de chaque partie.

La boëte P (*fig.* 1.) est de fer-blanc; son couvercle T & son fond R ont une égale profondeur, & sont séparés par une lame de même métal, dont l'un des bords S est arrêté par une charniere, & l'autre libre & flottant, se fixe à volonté, par un petit verroux *q*, au-dessous duquel pend un anneau *r* qui sert à faire mouvoir cette cloison.

La pipe K (*fig.* 2.) est de tôle; sa forme est cilindrique; elle a trois pouces de longueur & quinze lignes de diamètre; deux ouvertures, dont l'une L est de la largeur du diamètre, & l'autre O se termine en entonnoir *l*. Le tuyau de cet entonnoir a 1 $\frac{1}{2}$ ligne de diamètre, &

porte à l'extrémité qui répond à la pipe, une grille *o* de même métal. Ces parties & la pipe font tout d'une piece.

Le couvercle M de cette pipe (*fig.* 3.) est auſſi de tôle ; ſa longueur eſt d'environ un pouce ; il a une grande ouverture *M* qui répond à la grande ouverture de la pipe, mais qui eſt un peu plus large, afin que ſes bords puiſſent gliſſer par-deſſus ceux de la pipe ; & une petite ouverture *N* à l'extrémité du tuyau de l'entonnoir *n*, par lequel le couvercle ſe termine de ce côté. De maniere que quand ce couvercle eſt adapté à la pipe, le tout réuni reſſemble à un cylindre percé de deux tuyaux par ſes deux bouts, ſuivant la direction de ſon axe.

Le tuyau flexible D (*fig.* 4.) eſt de cuir roulé, comme ceux des pipes d'Allemagne. Il eſt terminé dans celle de ſes extrémités qui répond à la pipe, par un tube de tôle I, auquel il eſt fortement attaché ; ce tube en reçoit un ſe-

E 2

cond *i* de même métal, par lequel il communique avec la pipe. L'autre extrémité du tuyau flexible est terminée par une petite canule de corne C , comme le font tous les tuyaux de pipe d'Allemagne , du côté qui répond à la bouche du fumeur.

Le second tuyau H (*fig.* 5.) est formé de trois parties ; l'une de buis E , par où l'on souffle dans la pipe ; l'autre de fer G , qu'on introduit dans le petit orifice N du couvercle de la pipe ; & la troisieme *h*, de peau simple,

Le troisieme tuyau A A (*fig.* 6.) est à peu près de la même forme du précédent , mais il est plus renflé , & a ses deux extrémités A , *a* en buis , & son milieu *a a* en peau,

Le flacon F (*fig.* 7.) est de crystal , & contient six gros & demi d'eau-de-vie camphrée , & demi-gros d'esprit de sel ammoniac.

La figure 8 représente un briquet ordinaire U , avec la pierre V , & l'amadou *v*.

La canule B (*fig. 9.*) est en buis , & a la forme d'une canule à lavemens.

L'aiguille *y* (*fig. 10.*) est un fil de fer ordinaire , affilé par l'un de ses bouts , & roulé par l'autre.

Maniere de se servir de la Machine fumigatoire contenue dans la boëte.

Pour avoir une idée précise de l'arrangement des pieces qui composent la Machine fumigatoire , il suffit de jetter un coup-d'œil sur la Planche premiere , où elles sont dessinées par ordre , & suivant la position qu'elles doivent garder. En effet, on y voit 1°. le bout métallique G , du tuyau H rapproché de la petite ouverture N du couvercle, dans laquelle ce bout doit être reçu. 2°. La grande ouverture *m* du couvercle, vis à-vis la grande ouverture L de la pipe , que cette piece doit recouvrir. 3°. La petite ouverture O de la pipe , répondant au tube intermédiaire *i* , dans lequel s'enchasse

E 5

le tuyau qui forme cette même ouverture. 4°. Le tube *i* intermédiaire, répondant à l'extrémité métallique I du tuyau flexible, dans laquelle il est reçu; & l'autre extrémité C de ce même tuyau, vis-à-vis la canule B, dans laquelle on l'introduit.

Mais comme cet exposé, quoique facile à saisir, pourroit bien n'être pas entendu de tous nos Lecteurs, en voici un plus détaillé.

Pour se servir de la Machine fumigatoire, après avoir battu le briquet, on commence par allumer le tabac contenu dans la pipe, en appliquant l'amadou par-dessus, & soufflant doucement & également, jusqu'à ce que le tabac soit embrasé. Alors on adapte à la pipe K, son couvercle M, dans la petite ouverture N, duquel on emmanche l'extrémité métallique du second tuyau H. Ensuite on enfonce le tuyau O du corps de la pipe, dans le tube de tôle *i* qu'on a préalablement enchaffé dans l'extrémité métallique I du tuyau flexible D. On introduit tout de suite la canule B dans le fondement de l'asphyxique, & après avoir enfoncé l'extrêmité C du tuyau flexible dans cette canule, on souffle par le bout E du second tuyau H, jusqu'à ce que l'asphyxique ait donné des signes de vie.

La maniere de tenir la pipe, représentée par la fig. 1, Planche II, est telle, que celui qui fume doit saisir la portion de buis du tuyau H, laquelle répond à la bouche, avec le doigt indice & le pouce de la main gauche, de façon que chacun de ces deux doigts porte moitié sur la partie qui est en buis, & moitié sur celle qui est en peau. On saisit par le pouce & l'indice de la main gauche le second tube de tôle I, qui est attaché au tuyau flexible D, afin de soutenir le poids de la pipe. L'avantage de cette position est d'avoir ses mains assez éloignées du foyer pour ne pas se brûler ; de pouvoir mieux soutenir la pipe de la main droite, & de presser la partie du tuyau de cuir avec les deux doigts de la main gauche toutes les fois qu'on veut reprendre haleine. Cette preſſion fermant le conduit & ſervant comme de ſoupape, empêche la fumée de revenir dans la bouche de celui qui ſouffle, & fait que toutes perſonnes, même celles qui ne ſavent pas fumer, peuvent ſecourir un Aſphyxique, ſans crainte d'avaler la fumée de tabac, & d'en être incommodées.

On a cru devoir mettre ces deux poſitions ſous les yeux du Lecteur, en deſſinant dans une même figure, la perſonne qui fume, & celle qui frotte avec des flanelles, le corps du noyé, placé dans la ſituation indiquée pag. 29 de cet Ouvrage. *Voy.* encore la Pl. II.

Celui qui ſoufflera, doit le faire avec modération, pour pouvoir continuer aſſez long-tems, & ne point trop charger la pipe, qui ſans cela rougiroit, & communiquant alors la chaleur aux tubes métalliques du tuyau flexible, ne manquéroit pas d'en brûler le cuir, & de mettre la Machine hors de service. C'est la raison pour laquelle on a employé un double tube, afin que cette interruption s'opposât davantage à la communication de la chaleur. Cependant, crainte d'accident, il sera plus sûr encore de couvrir le corps de la pipe vers son extrémité, d'un linge mouillé. Mais comme le tabac qui est au fond de la pipe, échauffé par la premiere fumée, se desséche, brûle trop vîte, & donne un feu plus vif, il sera prudent encore avant de l'allumer, de verser quelques gouttes d'eau dans la pipe par le petit orifice O de son fond, afin d'humecter le tabac dans cette partie, lequel ne séchéra pas si promptement & brûlera moins vîte. Il faudra tremper dans l'eau le linge qui recouvre la pipe, toutes les fois qu'il sera sec. Il est aisé de se procurer ce linge, soit en déchirant un morceau de la chemise du noyé, soit

E 5

en employant fon mouchoir ; on peut
même fe fervir du drap des vêtemens de
l'Afphyxique. Encore une fois, cette attention eft néceffaire pour la conferva-
tion de la Machine.

On fe fert du troifieme tuyau A A,
deftiné à introduire de l'air dans la poitrine de l'Afphyxique, en introduifant
la petite extrémité dans l'une de fes
narines, ou dans fa bouche, fi le nez
eft bouché, & en foufflant auffi fort
qu'on le peut par l'orifice oppofé. Mais
comme il s'exhale quelquefois des vents
& des matieres, qui peuvent revenir
dans la bouche de celui qui fouffle, il
faudra tenir ce tuyau de la même maniere que le précédent H, afin d'arrêter ces émanations, en pouffant le cuir,
comme on vient de le confeiller pour la
fumée du tabac.

Quoiqu'il foit prefque impoffible que
ces tuyaux s'engorgent, cependant comme il faut prévenir tout ce qui pourroit

en arrêter l'opération , on a ajouté à cette boëte , l'aiguille de fer *y* , pour les déboucher en cas de befoin.

On a indiqué pag. 33 de cet Ouvrage , l'ufage qu'il falloit faire de la liqueur contenue dans le flacon F.

Il a été queftion dans la defcription de la Machine , d'une grille *o* qui féparoit la capacité du corps de la pipe de celle du petit tuyau , par lequel cette capacité communique avec le tube *i*. Cette grille a été placée dans cet endroit, pour empêcher les flammeches d'enfiler ce tuyau , & d'être portées avec la fumée dans les inteftins de l'afphyxique. Ce n'eft pas qu'il en foit jamais forti dans les effais que nous en avons fait ; mais c'eft qu'en répandant ce fecours , nous avons voulu tout prévoir.

Il eft aifé de voir par la fimplicité de cette Machine , par la facilité avec laquelle on peut la porter avec foi , & par la promptitude du fecours qu'elle procure , combien elle eft avantageufe

Le jet de fumée qu'elle donne, est au moins aussi fort que celui de la Machine de la Ville, qui en donne cependant un considérable. Ce jet s'éleve à plus d'un pied en plein air ; de maniere que dans le cas où l'on voudroit introduire de la fumée de tabac dans un lieu infecté, il suffiroit d'y faire passer une portion du tuyau flexible, & d'empêcher la fumée d'en sortir, pour que l'endroit en fût bientôt rempli.

La nouvelle pipe, quoique peu volumineuse en apparence, contient demi-once de tabac, comme le fourneau de la Machine entrepôt de la Ville. Il est aussi aisé de la remplir de nouveau, quand le cas l'exige ; & comme il est encore plus aisé de se procurer deux de ces pipes ; si l'on a soin d'en tenir une prête tandis que l'autre brûle, on est sûr par ce nouveau moyen, de ne jamais interrompre l'introduction de la fumée dans les intestins des Asphyxiques. Ajoutons à cet avantage celui de pousser

plus long-tems cette fumée fans interruption , par le fouffle d'une perfonne , que
par un foufflet à une feule ame , comme
l'eft celui de la Machine de la Ville , lequel afpirant & expirant à chaque inftant,
ne pouffe la fumée que la moitié du tems
employé , parce que ce tems eft partagé
entre l'infpiration & l'expiration du foufflet. Cette même Machine eft encore fu-
jette à d'autres inconvéniens , auxquels
il feroit poffible de remédier : mais comme les avantages de ce changement fe
trouvent réunis dans la nouvelle Boëte,
& que ces améliorations ne pourroient
fe faire fans augmenter le prix de la
Boëte-entrepôt , déja très-coûteufe , il
eft inutile de nous y arrêter.

Comme c'eft principalement pour
les noyés que cette pipe eft deftinée ,
& qu'elle devient par-là très-néceffaire
aux gens de mer , & à ceux qui navi-
gent fur les rivieres , on l'a conftruite
de maniere qu'elle pût à la fois fervir
pour fumer , & pour reffufciter les Af-

phyxiques. Pour cet effet, on a employé une double canule, l'une de corne C, attachée à l'une des extrémités du tuyau flexible, & l'autre B, féparée de ce tuyau, & uniquement deftinée à être introduite dans le fondement des noyés. De cette maniere, les fumeurs pourront tenir fans répugnance dans leur bouche, la canule attachée à ce tuyau ; & alors en foutenant verticalement le fourneau de la pipe par l'autre extrémité métallique du même tuyau, ils pourront fumer, s'ils le veulent, comme avec une pipe ordinaire.

C'eft auffi ce qui a fait placer dans le fond de la Boëte, la pipe, le tuyau flexible, le briquet, la pierre, l'amadou & l'aiguille ; & les deux autres tuyaux & le flacon dans l'enfoncement du couvercle. La cloifon Q rend cette féparation d'autant plus commode, que quand on ne veut que fumer, on n'apperçoit en ouvrant la boëte, que les parties néceffaires à cette premiere opération ; & les autres ne se montrent que lorsqu'on décroche la cloison pour monter la Machine en entier , & procéder à la seconde opération.

La pipe de Bartholin , décrite dans plusieurs Auteurs , & celle dont M. Ferguson , Habitant du Mans , avoit donné la description dans les Affiches de cette Province * , ont donné la première idée de cette machine. Nous devons aussi beaucoup au Mémoire de M. de Villiers , sur les moyens de secourir les noyés. Mais si l'on veut se donner la peine de comparer ces Machines , on verra par-tout des soupapes , des vis & autres complications, qui en rendent le méchanisme difficile , & qui les exposant plus aisément à se déranger , font que l'emplette en est coûteuse , l'usage compliqué , & l'entretien difficile. D'ailleurs aucune de

* Voyez la Gazette de Santé , ann. 1774, N°. 24.

res pipes n'a jamais eu la force de celle dont il s'agit. Il n'est pas possible qu'à la premiere ou la seconde fois que ces instrumens faits en bois & doublés de fer-blanc, ont été employés, le recoin de la pipe n'ait pas brûlé, la soudure du fer-blanc n'ait pas fondu, & le tuyau de cuir ne se soit raccorni & calciné; à moins qu'on n'en ait tiré que-très-peu de fumée. C'est à quoi ceux qui nous ont transmis la description de ces pipes n'ont peut-être pas assez fait d'attention, & c'est aussi ce qui nous a fait présumer que ces Machines se sont multipliées par tradition & dans les Livres, plutôt que par l'usage qu'on en a fait.

Dans toutes les descriptions qu'on en a données, le tube par lequel on souffle dans la pipe est fait en embouchure de trompette; cela doit encore fatiguer beaucoup le souffleur, & rendre le souffle moins propre à entretenir la brûlaison du tabac. Nous parlons d'après l'expérience.

D'ailleurs comment éviter d'en respirer la fumée, en soufflant de cette
maniere ? comment encore ne pas se
brûler les lévres avec cette même fumée,
sur-tout si l'on considére que la distance
de la bouche de celui qui fume, au fourneau de la pipe, est dans ces pipes tout au
plus de trois ou quatre pouces ? Quant à la
canule destinée à transmettre la fumée,
au lieu de s'ouvrir comme une canule
ordinaire , Bartholin la décrit percée
de petits trous en arrosoir ; de sorte
que le jet de fumée, divisé en plusieurs
petits jets dont la force est partagée, &
qui partent presque tous des côtés de la
canule, frappe les parois du gros boyau,
y perd toute sa force, déja beaucoup
diminuée, & refoulant hors du fondement, plutôt que de suivre la direction des intestins , n'a qu'un effet
presque nul.

Au reste, ce que nous ajoutons ici
n'est ni pour déprimer les découvertes

d'autrui, ni pour nous attribuer entiérement le mérite de l'invention de la Machine que nous annonçons. En indiquant les sources dans lesquelles nous avons puisé, nous avons prévenu ce reproche. Notre but n'a été dans nos recherches, que de simplifier des moyens utiles, & de les mettre à la portée de tout le monde : heureux si, en le remplissant, nous avons pu être utiles à la patrie, & mériter la reconnoissance des Citoyens, à la conservation desquels nous nous sommes dévoués par goût, par état & par zele. *Inventa perficere non inglorium.*

FIN.

<hr>

Vu l'approbation. Permis d'imprimer ce 30 Novembre 1774. LE NOIR.

www.ingramcontent.com/pod-product-compliance
Ingram Content Group UK Ltd.
Pitfield, Milton Keynes, MK11 3LW, UK
UKHW020311130726
13696UKWH00003B/995